腫瘍崩壊症候群（TLS）診療ガイダンス 第2版

公益社団法人 日本臨床腫瘍学会 編

金原出版株式会社

第2版 序文

　腫瘍崩壊症候群（TLS）診療ガイダンス初版（2013年8月）が刊行されてから早7年半が経過しました。この間，新たに60種類以上のがん分子標的治療薬が承認され，がんの治療成績は年々向上しています。固形腫瘍に対する有効な薬剤が増えたためか，以前は，TLSの高リスクは造血器腫瘍と考えられていましたが，最近では固形腫瘍においてTLS発症の症例報告が増加しています。このような背景から，進行がん診療，とりわけ，固形腫瘍のがん薬物療法に携わる腫瘍内科医にとって，TLSの診療の重要性が増しています。そこで，日本臨床腫瘍学会では，腫瘍崩壊症候群診療ガイダンス作成WG（湯坐有希WG長）を組織してこの度この診療ガイダンスを改訂する運びとなりました。

　今回の主な改訂内容のひとつは，各種悪性腫瘍に対するTLSのリスク評価に関することで，(1)固形腫瘍のTLSリスク評価に関しては，固形がんのTLSの症例報告集を更新し，初版では1986〜2012年まで論文から計103例が紹介されましたが，今回の改訂では，これらに加え2012〜2019年までの論文から106例（合計209例）の報告が追加紹介されています。この短期間で固形腫瘍のTLSの症例報告が増加していることをうかがわせます。さらに，(2)多発性骨髄腫のTLSリスク評価を大幅に改訂したほか，(3)白血病の中で特に慢性白血病のTLSリスク評価を見直しました。今回のもうひとつの主な改訂内容は，Clinical Question（CQ）です。遺伝子組み換え型尿酸オキシダーゼ（ラスブリカーゼ）の普及により高尿酸血症の予防が浸透する中で，以前よりも高リン血症が問題になってきたことなどにより，CQ2，CQ4およびCQ5を大幅に見直しました。また，固形腫瘍におけるTLSもモニタリングや予防に関するCQを新たに追加し，前回よりCQを1つ増やしました。

　このように，がんの薬物療法の進歩とともにTLSの発症に注意が必要な患者数は固形腫瘍を中心に以前よりも増えています。このガイダンスが日常診療で有効に活用され，多くの患者さんの診療に役立つことを希望します。

2021年2月

公益社団法人日本臨床腫瘍学会
理事長　石岡千加史

第 2 版 発刊によせて

　日常診療としてがん薬物療法を行う上で，診療ガイドライン・ガイダンスは重要な役割を担っています。国内外のエビデンスを十分に評価した上で有効で安全な治療選択肢を示し，未だ結論が明らかでないクリニカルクエスチョンを取り上げることで，実臨床での注意を喚起し，さらに今後の研究開発の方向性を示唆します。日本臨床腫瘍学会は我が国のがん薬物療法を牽引する学術団体として，これまで多くの診療ガイドライン・ガイダンスを刊行してきました。これらには，高齢者のがん薬物療法ガイドライン（2019 年），がん免疫療法ガイドライン第 2 版（2019 年），発熱性好中球減少症（FN）診療ガイドライン第 2 版（2017 年）など，臓器横断的に診断，薬物療法，支持療法を解説したものが多く含まれています。まさに日本臨床腫瘍学会の使命である，がん薬物療法に関わる幅広い分野の診療，研究，教育，そして情報発信を実現するための活動として位置づけられます。

　その一環として，2013 年に腫瘍崩壊症候群（TLS）診療ガイダンス第 1 版が発刊されました。造血器腫瘍をはじめとした薬剤感受性の高い腫瘍において腫瘍崩壊症候群（TLS）はしばしば経験されてきましたが，それに加えて従来薬物療法の効果が乏しかった腫瘍に対しても種々の新規抗腫瘍薬が著明な効果を示し，その結果 TLS を来す例が増したことが発刊の背景にあります。幅広い腫瘍の治療において経験される TLS について，そのリスク判断と予防的治療の重要性を明確に示した本ガイダンスは臨床現場で高く評価されました。しかし同時期に TLS の有効な治療薬ラスブリカーゼが使用可能となり，TLS 診療が大きく変わる局面でもありました。すなわち TLS の管理すべき病態が高尿酸血症から高リン血症に移行してゆくという状況を生み出しました。さらに第 1 版刊行から現在までの間にも多種の新規抗腫瘍薬が用いられ，TLS を来す例も増しています。このたび発刊された腫瘍崩壊症候群（TLS）診療ガイダンス第 2 版では，これらの変化を十分に踏まえて大きく改訂がなされました。有効ながん薬物療法を行うとともに，万全の支持療法により有害事象に備えるがん薬物療法医や医療スタッフにとって，本ガイダンス第 2 版は確かな指針になると期待されます。

　今回の改訂は湯坐有希 WG 長を中心とする 7 名の作成委員，5 名の評価委員，そして関係する多くの方々の素晴らしいご尽力により完成しました。ガイドライン委員長として心より感謝を申し上げます。

2021 年 2 月

日本臨床腫瘍学会　ガイドライン委員長

馬場英司

初版　序文

　1970 年代後半より，造血器腫瘍に対する治療法が確立し，併用化学療法を中心とした集学治療により一定の割合で治癒がめざせるようになってきました。1980 年代にはいり，胚細胞腫瘍や小細胞肺がんのように薬剤，放射線感受性の良い固形がんに対しても治癒・長期寛解が得られるようになりました。薬剤感受性の高い腫瘍は，一般的に増殖スピードが速く，診断がついたときには進行していて腫瘍量が多いことが知られています。その代表が，急性白血病や進行したバーキットリンパ腫で，診断時には腫瘍細胞数が 10^{12} 個（1 兆個）以上に達していると推測され，そこに抗がん薬が投与さると，腫瘍細胞は一挙にアポトーシスに陥ります。その際，宿主細胞（マクロファージ）の処理能力を超え，腫瘍細胞の内容物が大量に血中に流入し，高尿酸血症，電解質異常，腎障害から多臓器不全をきたします（腫瘍崩壊症候群，tumor lysis syndrome, TLS）。死の転帰をとることもまれではありません。その対策として，1970 年〜80 年代は，大量の輸液，尿のアルカリ化（現在は推奨されていない⇒CQ1），アロプリノールによる高尿酸血症の予防・治療が行われていました。そういった処置で，臨床的に問題になる TLS を経験することは，それほど多くはありませんでしたが，subclinical な検査値異常の出現は頻度が高く，臓器障害が長期に残ることもまれではありませんでした。

　血液内科医を中心に TLS の存在と予防的措置はとられてきましたが，担当医の「経験と勘」によってマネージされてきた経緯があります。近年，固形がんの薬物療法を主として担当するがん薬物療法専門医（腫瘍内科医）が増加し，薬剤感受性のある種々のがんを扱うようになりました。また，新たに分子標的薬が市場に登場し，従来薬剤感受性が低いと考えられていた腫瘍が著効を示し，TLS をきたす例を経験するようになりました。従って TLS の認知とその対応について周知することは極めて重要であり，そのためのガイドが必要と考えられました。また，2010 年から強力で即効性のある尿酸分解薬，ラスブリカーゼが使用できるようになり，アロプリノールより有効性が高い一方で，再投与が推奨されない（CQ6）ため，その適用については厳格でなければなりません。

　こういったことを背景に，TLS のリスク（宿主側，腫瘍側の要因，治療内容）を検討し，適切な予防措置のガイド的なものが必要と考えられ，日本臨床腫瘍学会ガイドライン委員会（委員長：室主）の努力により，本冊子が作成されました。これまで TLS に関する研究が少なく，エビデンスが十分蓄積されてきていません。本ガイダンスに沿って，個々の症例のリスクを検討・治療し，その結果を評価をし，フィードバックいただければと思います。

　最後に，本診療ガイダンスの執筆に協力いただいた作成委員の先生ならびに，金原出版の編集担当者の方々のご努力に深謝します。

2013 年 8 月

日本臨床腫瘍学会 理事長

田村和夫

初版　発刊によせて

　ガイドラインは，根拠に基づく医療（Evidence-based medicine：EBM）が浸透し，進歩し続ける医療技術を適正に利用することの必要性から生まれてきたものである。近年，厚生労働省の後押しのなか，わが国の各種学会や研究会，団体において，さまざまな疾患，病態のガイドライン・ガイダンスが作成されるようになった。結果，今やまさに百花繚乱の如く多数のガイドライン・ガイダンスが刊行される状況になっている。しかし，これだけ多くのガイドライン・ガイダンスが世に出てきていても，日進月歩の医療が高度に専門分化している臨床現場では相も変わらず混乱と誤解が渦巻いており，実直な多くの医療者は，実践的で確かな臨床上の指針を常に求めている。

　日本臨床腫瘍学会は，国内外の学会あるいは団体が作成していない，がん関連領域のガイドラインやガイダンスの作成・発刊を推進しており，今まで既に，2009年「大腸がん患者における KRAS 遺伝子変異の測定に関するガイダンス」を本学会ホームページ上に公表，2010年「原発不明がん診療ガイドライン」，2012年「発熱性好中球減少症診療ガイドライン」を出版物として刊行している。最近では，欧州臨床腫瘍学会（European Society of Medical Oncology：ESMO）と協調して共通のガイドライン策定の模索やお互いのガイドラインを承認する作業を行っており，国際化に向けた動きも活発化し現実的になってきている。日本臨床腫瘍学会ガイドライン委員会の今後の活動にも注目していただきたい。

　そもそもガイドラインとガイダンスの相違は何か？　いろいろ調べたが，この相違を明確に区別する定義は見当たらない。日本臨床腫瘍学会では，比較的広い分野にわたる疾患や医療に関する指針で，当該研究が多数ありエビデンスの蓄積が十分あるものをガイドライン，それより狭い領域や専門的な部分の指針で，当該研究やエビデンスの蓄積が少ないものをガイダンスとして区別している。今回は腫瘍崩壊症候群（TLS）という一つの症候群に対する臨床的指針を示したものであり，狭い領域でかなり専門的な疾患体系であり，未だ十分なエビデンスの蓄積がないと判断したのでガイダンスと命名した。

　近年，各種がん領域における分子標的治療薬等の有効薬剤が出現し，TLS の予防・治療薬として新規薬剤ラスブリカーゼが臨床導入され，TLS がクローズアップされるようになってきた。TLS の病態理解と診断・治療における臨床指針の必要性，また，予防・治療薬の適正使用を推進する必要性が高まってきたこと，さらに，国内外に TLS の系統的なガイドライン・ガイダンスが存在しなかったこと，以上が TLS ガイダンス作成の根拠となった。まず田村和夫臨床腫瘍学会理事長から学会での指針作成が提案・推奨され，石澤賢一ガイダンス作成部会長が中心になり作成委員会を構成，執筆と編集に関わった作成委員メンバーをはじめとする多くの関係者のご尽力により，このたび金原出版より本ガイダンスの発刊に至った。この場を借りて，作成委員会委員，日本臨床腫瘍学会事務局など関係各位の無償のご努力に敬意を表したい。本ガイダンスが，臨床腫瘍医のみならず，さまざまな分野・領域のメディカルスタッフの診療にお役に立てることができれば望外の喜びである。このようなガイドライン・ガイダンスが"生きた指針"であり続けるためには，多くの人が実際利用して厳しく評価をいただくこと，客観的な有用性を検証すること，日進月歩の医療に即していくこと，そしてこれらをもとに適切に改訂していくことがもっとも重要であると認識している。皆さまに利用していただき，評価していただくために，まずは手にとるところからはじめていただきたい。

2013 年 8 月

日本臨床腫瘍学会　ガイドライン委員会　委員長

室　　圭

日本臨床腫瘍学会　腫瘍崩壊症候群診療ガイダンス作成部会 （五十音順）

部会長　　湯坐　有希　東京都立小児総合医療センター血液・腫瘍科

委員　　　石澤　賢一　山形大学医学部内科学第三講座
　　　　　　桐戸　敬太　山梨大学医学部血液・腫瘍内科
　　　　　　河野　　勤　公益財団法人佐々木研究所附属杏雲堂病院腫瘍内科
　　　　　　得平　道英　地域医療機能推進機構埼玉メディカルセンター血液内科
　　　　　　永井　宏和　国立病院機構名古屋医療センター臨床研究センター
　　　　　　葉　　清隆　国立がん研究センター東病院呼吸器内科

評価委員　髙森　幹雄　東京都立多摩総合医療センター呼吸器・腫瘍内科
　　　　　　土橋　史明　東京慈恵会医科大学附属第三病院腫瘍・血液内科
　　　　　　永利　義久　ながとし小児科
　　　　　　村上　晴泰　静岡県立静岡がんセンター呼吸器内科
　　　　　　山本　一仁　愛知県がんセンター血液・細胞療法部

「腫瘍崩壊症候群（TLS）ガイダンス第2版」の利益相反事項の開示

本ガイドラインは，日本医学会が定めた「診療ガイドライン策定参加資格基準ガイダンス（平成29年3月）」に準拠した上で作成された。報告対象とする企業等（以下，報告対象企業等とする）は，医薬品・医療機器メーカー等医療関係企業一般並びに医療関係研究機関等の企業・組織・団体とし，医学研究等に研究資金を提供する活動もしくは医学・医療に関わる活動をしている法人・団体等も含めた。

<利益相反事項開示項目> 該当する場合具体的な企業名（団体名）を記載，該当しない場合は“該当なし”と記載する。

■ COI 自己申告項目

1. 本務以外に団体の職員，顧問職等の報酬として，年間100万円以上受領している報告対象企業名
2. 株の保有と，その株式から得られた利益として，年間100万円以上受領している報告対象企業名
3. 特許権使用料の報酬として，年間100万円以上受領している報告対象企業名
4. 会議の出席（発表，助言など）に対する講演料や日当として，年間50万円以上受領している報告対象企業名
5. パンフレット，座談会記事等に対する原稿料として，年間50万円以上受領している報告対象企業名
6. 年間100万円以上の研究費（産学共同研究，受諾研究，治験など）を受領している報告対象企業名
7. 年間100万円以上の奨学（奨励）寄附金を受領している，または，寄付講座に属している場合の報告対象企業名
8. 訴訟等に際して顧問料及び謝礼として年間100万円以上受領している報告対象企業名
9. 年間5万円以上の旅行，贈答品などの報告対象企業名

下記に本ガイドラインの作成にあたった委員の利益相反状態を開示します。

<ガイダンス作成ワーキンググループ参加者のCOI開示>

氏名（所属機関）	開示項目1 / 開示項目6	開示項目2 / 開示項目7	開示項目3 / 開示項目8	開示項目4 / 開示項目9	開示項目5
作成委員 石澤 賢一（山形大学）	該当なし	該当なし	該当なし	IQVIA, エーザイ, エスアールディ, MSD, 小野薬品工業, 大塚製薬, 協和発酵キリン, セルジーン, 武田薬品工業, 中外製薬, ノバルティスファーマ, マイクロン, ヤンセンファーマ	該当なし
（項目6〜9）	アッヴィ, 大塚製薬, サノフィ, シンバイオ製薬, バイエル薬品, ファイザーR&D, ノバルティスファーマ	協和発酵キリン, 武田薬品工業	該当なし	該当なし	
桐戸 敬太（山梨大学医学部附属病院）	該当なし	該当なし	該当なし	ノバルティスファーマ	該当なし
（項目6〜9）	該当なし	該当なし	該当なし	該当なし	
河野 勤（佐々木研究所附属杏雲堂病院）	該当なし	該当なし	該当なし	該当なし	該当なし
（項目6〜9）	該当なし	該当なし	該当なし	該当なし	
得平 道英（埼玉メディカルセンター）	ブリストル・マイヤーズスクイブ, ノバルティスファーマ	該当なし	該当なし	該当なし	該当なし
（項目6〜9）	該当なし	該当なし	該当なし	該当なし	
永井 宏和（名古屋医療センター）	該当なし	該当なし	該当なし	エーザイ, セルジーン, 武田薬品工業, 中外製薬, ムンディファーマ	該当なし
（項目6〜9）	アストラゼネカ, セルジーン, 全薬工業, 武田薬品工業, 中外製薬, バイエル薬品, ムンディファーマ	中外製薬	該当なし	該当なし	
湯坐 有希（東京都立小児総合医療センター）	該当なし	該当なし	該当なし	該当なし	該当なし
（項目6〜9）	公益信託日本白血病研究基金	該当なし	該当なし	該当なし	
葉 清隆（国立がん研究センター東病院）	該当なし	該当なし	該当なし	アストラゼネカ, 中外製薬, 日本イーライリリー	該当なし
（項目6〜9）	アストラゼネカ, MSD, 第一三共, 武田薬品工業, 日本イーライリリー, バイエル薬品, ファイザー	該当なし	該当なし	該当なし	
評価委員 高森 幹雄（東京都立多摩総合医療センター）	該当なし	該当なし	該当なし	該当なし	該当なし
（項目6〜9）	該当なし	該当なし	該当なし	該当なし	
土橋 史明（東京慈恵会医科大学附属第三病院）	該当なし	該当なし	該当なし	該当なし	該当なし
（項目6〜9）	大塚製薬	該当なし	該当なし	該当なし	
永利 義久（ながとし小児科）	該当なし	該当なし	該当なし	該当なし	該当なし
（項目6〜9）	該当なし	該当なし	該当なし	該当なし	
村上 晴泰（静岡県立静岡がんセンター）	該当なし	該当なし	該当なし	アストラゼネカ, 中外製薬	該当なし
（項目6〜9）	IQVIA, アステラス製薬, アストラゼネカ, アッヴィ, 第一三共, 武田薬品工業, 日本イーライリリー	該当なし	該当なし	該当なし	
山本 一仁（愛知県がんセンター）	該当なし	該当なし	該当なし	エーザイ, 武田薬品工業, 中外製薬, ムンディファーマ	該当なし
（項目6〜9）	アッヴィ, エーザイ, セルジーン, 中外製薬	該当なし	該当なし	該当なし	

目 次

Ⅰ　総　論

　悪性腫瘍における腎障害は，がん薬物療法が臨床導入された早期から認識されており，腫瘍細胞の腎への直接浸潤，腫瘍の圧迫による尿路閉塞に起因する以外に，尿酸，電解質異常により惹起されることが明らかになっていた[1]。これは造血器腫瘍，特に化学療法に感受性が高いバーキットリンパ腫で詳細な検討が実施された。複数例の後方視的解析では，治療前あるいは開始後，高尿酸血症，高カリウム血症，高リン血症，低カルシウム血症が出現し，時に腎不全，痙攣発作，不整脈による突然死をきたす病態が認識され，腫瘍崩壊症候群（tumor lysis syndrome：TLS）と命名された[2,3]。

　TLS は，腫瘍細胞の急激かつ大量の崩壊により細胞内物質が急激に細胞外に放出され，その代謝産物量が生体の処理能力を超えた結果であり，早急な治療介入が必要で，時として致死的であるため "oncologic emergency" の一つとされている。

　TLS の定義は必ずしも明確ではなかったが，Hande-Garrow によって提唱され[4]，Cairo-Bishop が改変した臨床検査値異常に基づく TLS すなわち Laboratory TLS と，Laboratory TLS に加えて生命を脅かす腎不全，不整脈，痙攣が出現しており直ちに積極的な治療介入が必要な TLS すなわち Clinical TLS に大別する分類が広く受け入れられている[5]。Clinical TLS を併発すると厳重な管理と集中的な治療が必要となり，本来のがん治療継続が困難となる事態も予測されるため，その発症予防が重要である。

　TLS の予防としては，一般状態，電解質の厳重な管理とともに，大量補液による尿量確保，アロプリノール投与が推奨されていた[3]。ヨーロッパではさらに，強力な尿酸排泄作用を有する天然型の urate oxidase が，30 年以上前より使用されていた[6]。これは尿酸を水溶性の高いアラントインに転換し尿酸排泄を促進するもので，近年その遺伝子組み換え型であるラスブリカーゼが，欧州のみならず米国，本邦でも使用可能となった[7]。ラスブリカーゼは良好な尿酸コントロールを示すが高価な薬剤であり，その費用対効果に見合った症例の同定，適正な使用法が重要な検討課題である。また TLS の発症リスクは，腫瘍の薬剤感受性によっても規定されるが，近年多数の分子標的治療薬の広範囲ながん腫に対する臨床導入により，これまで TLS があまり経験されなかったがん腫においても TLS が発症しうることが報告されるようになった[8]。このような背景により，TLS のリスク分類とリスク別の予防法の確立が急務となった。

　2008 年に TLS ガイドライン[9]，2010 年には 2008 年のガイドラインをベースに，より幅広いがん腫の TLS リスク評価のアルゴリズムを提示した TLS panel consensus[10]が発表された。そこで日本臨床腫瘍学会では，TLS panel consensus の詳細な解説を主な目的とした腫瘍崩壊症候群ガイダンスの作成を企画した。作成委員会は血液内科医 4 名，呼吸器内科医 1 名，腫瘍内科医 1 名，小児科医 1 名より構成されており，TLS panel consensus の具体的な解説に加え，2010 年以降の TLS に関する新たなエビデンス，新規尿酸合成阻害薬に関して追記したものが初版の腫瘍崩壊症

1

候群（TLS）診療ガイダンス[11]である。

初版上市時に予想されたことではあるが，ラスブリカーゼの日常臨床への浸透と多数の新規分子標的治療薬の臨床導入により，TLS は大きく変貌した。ラスブリカーゼの臨床導入により，TLS におけるリンの役割が大幅に増大した。これはラスブリカーゼにより尿酸が短時間で充分にコントロール可能となったために，相対的にリンのコントロールが重要となったためである[12]。つまり TLS は，高尿酸型から高リン型へ質的に変化したことになり，有効な薬剤の臨床導入が合併症の質を変化させた例である。また新規分子標的治療薬の治療効果は目覚ましいものがあり，これまで十分な治療効果が得られていなかった疾患においても TLS が報告されるようになった。代表的な例は，慢性リンパ性白血病に対する BCL-2 阻害薬ベネトクラクスである。慢性リンパ性白血病は，腫瘍量は多いが化学療法に対する感受性は低く，TLS の合併は稀であり，TLS の低リスク疾患と考えられてきた。しかしベネトクラクスの開発段階で高頻度に TLS が合併することが明らかになったため[13]，米国では承認時に少量から開始して徐々に増量して目標の投与量に到達する漸増法が採用された[14]。このように TLS のリスクに関しては，新規薬剤の導入毎に再検討が必要であること，2015 年に英国において TLS panel consensus を踏まえた新たなガイドラインが公表されたため，本ガイダンスの改訂を実施した。

主な改訂点を下記に示す。

Ⅳ　各疾患における TLS リスク評価

1．固形腫瘍における TSL リスク評価
→新たな症例報告を，付録 1 に追加した。

2．多発性骨髄腫における TLS リスク評価
→TLS リスク分類は他の疾患と異なり，臨床的なパラメータと治療レジメン双方に基づいて評価する必要があることを明記した。
→初版以降に臨床導入された新規薬剤も含めて，TLS の発症状況を更新した。
→TLS リスクと関連する臨床的パラメータを更新した。
→TLS リスク評価では，疾患側要因，患者側要因，治療レジメンにより，リスク上昇の可能性あり，と変更した。

3．白血病におけるリスク評価
→新規薬剤の TLS 発症状況を追記した。
→慢性白血病の TLS リスク分類では，新規薬剤の中で特にリスクの高いベネトクラクス，リツキシマブ＋ベンダムスチンを分けて記載した。

4．小児領域における TLS リスク評価
→新規薬剤の TLS 発症の概要を付録 4 として追加した。
→フェブキソスタット，ラスブリカーゼの小児における使用状況に関して追記した。

Ⅵ：Clinical Question

CQ2：TLS の管理における血清リン値の評価は必要か
タイトルを"TLS の診断はどのような規準で行うか"から変更した。
TLS 診療において，高リン血症への対応の重要性が増加したことに伴う変更である。

CQ4：TLS 予防における尿酸生成阻害薬としてフェブキソスタットは推奨されるか

　　タイトルを"TLS 予防においてラスブリカーゼとアロプリノールの開始時期の推奨は"から変更した。フェブキソスタットとアロプリノールの TLS 予防の有用性を検討した第Ⅲ相試験の結果とフェブキソスタット保険承認を受けた変更である。

CQ5：TLS 予防においてラスブリカーゼの推奨される投与法はなにか

　　タイトルを"ラスブリカーゼの投与量と投与期間は"から変更した。

　　投与期間がより重要であること，記載整備のための変更である。

CQ8：固形腫瘍において TLS のモニタリングや予防は必要か

　　固形腫瘍診療における TLS の重要性が高まったため追加した。

　エビデンスレベル，推奨グレードは Minds 診療ガイドライン作成マニュアル 2007 年版，および文献 9 を参照した。本ガイダンスは，がん薬物療法を実施する医師を対象とした。TLS 予防法選択にあたっては，エビデンスが乏しいこと，同一リスクであっても臨床状態は個々の症例で大きく異なる点などの考慮が必要であり，本ガイダンスを一律に適応するべきではなく，最終的には担当医の判断が優先される。また，本ガイダンスの内容は，医療訴訟などの資料となるものではない。

　TLS 領域では検証的な臨床試験が乏しいこと，今後も新規分子標的治療薬の臨床導入により TLS 発症リスクが変化する可能性があることから，本ガイダンスも新たな知見が得られた場合は適宜，新たな知見等がない場合でも約 3 年後を目処に，改訂が必要かどうかを検討する予定であ

表 1　エビデンスレベルと推奨グレード[9)]

エビデンスレベル	エビデンスの種類
Ⅰ	複数のよくデザインされた対照研究のメタアナリシスから得られたエビデンス。偽陽性，偽陰性の少ない（統計学的検出力が高い）複数のランダム化比較試験から得られたエビデンス
Ⅱ	少なくとも 1 つ以上のよくデザインされた介入研究から得られたエビデンス。偽陽性，偽陰性の多い（統計学的検出力が低い）複数のランダム化比較試験から得られたエビデンス
Ⅲ	よくデザインされた準実験的研究（非ランダム化試験，介入単一集団研究，介入前後比較研究，コホート研究，症例対照研究等）から得られたエビデンス
Ⅳ	よくデザインされた非実験的研究（比較研究，相関研究，症例対照研究等）から得られたエビデンス
Ⅴ	症例報告や臨床例から得られたエビデンス

推奨グレード	グレードの根拠
A	エビデンスレベルⅠ，もしくはエビデンスレベルⅡ～Ⅳの複数の研究で一致した所見が得られている
B	エビデンスレベルⅡ～Ⅳで大概一致した所見が得られている
C	エビデンスレベルⅡ～Ⅳではあるが，一致した所見が得られていない
D	系統だった経験的なエビデンスがほとんどもしくはまったくない

る。

　本ガイダンスが臨床の現場で広く使用され，TLS の予防，治療を通して本邦のがん治療成績向上に寄与することを期待する。

［文献］

 1) Frei E, Bentzel CJ, Rieselbach R, et al. Renal complications of neoplastic disease. J Chron Dis. 1963；16：757-76.
 2) Arseneau JC, Cenellos GP, Banks PM, et al. American Burkitt's lymphoma：A clinicopathologic study of 30 cases. Ⅰ. Clinical factors relating to prolonged survival. Am J Med. 1975；58：314-21.
 3) Cohen LF, Balow JE, Magrath IT, et al. Acute tumor lysis syndrome. A review of 37 patients with Burkit's lymphoma. Am J Med. 1980；68：486-91.
 4) Hande KR, Garrow GC. Acute tumor lysis syndrome in patients with high-grade non-Hodgkin's lymphoma. Am J Med. 1993；94：133-9.
 5) Cairo MS, Bishop M. Tumor lysis syndrome：new therapeutic strategies and classification. Br J Heamatol. 2004；127：3-11.
 6) Masera G, Jankovic M, Zurlo MG, et al. Urate-oxidase prophylaxis of uric acid-induced renal damage in childhood leukemia. J Pediatr. 1982；100：152-5.
 7) Cortis J, Moore JO, Maziarz RT, et al. Control of plasma uric acid in adults at risk for tumor lysis syndrome：Efficacy and safety of rasbricase alone and rasbricase followed by allopurinol compared with allopurinol alone-Results of a multicenter Phase Ⅲ study. J Clin Oncol. 2010；28：4207-13.
 8) Krishnan G, D'Silva K, Al-Janadi A. Cetuximab-related tumor lysis syndrome in metastatic colon cancer. J Clin Oncol. 2008；26：2406-8.
 9) Coiffier B, Altman A, Pui CH, et al. Guidelines for the management of pediatric and adult tumor lysis syndrome：an evidence-based review. J Clin Oncol. 2008；26：2767-78.
10) Cairo MS, Coiffier B, Reiter A, et al. Recommendations for the evaluation of risk and prophylaxis of tumourlysis syndrome（TLS）in adults and children with malignant disease：an expert TLS panel consensus. Br J Heamatol. 2010；149：578-86.
11) 日本臨床腫瘍学会（編）. 腫瘍崩壊症候群（TLS）診療ガイダンス．東京，金原出版；2013.
12) Darmon M, Vincent F, Camous L, et al. Tumour lysis syndrome and acute kidney injury in high-risk haematology patients in the rasburicase era. A prospective multicentre study from the Groupe de Recherche en Reanimation Respiratoire et Onco-Hematologique. Br J Haematol. 2013；162：489-97.
13) Roberts AW, Davis MS, Kishi S, et al. Targeting BCL2 with venetoclax in relapsed chronic lympho-cytic leukemia. N Engl J Med. 2016；374（4）：311-22.
14) 薬剤添付文書（FDA ホームページ参照）
    https://www.accessdata.fda.gov/drugsatfda_docs/label/2016/208573s000lbl.pdf

II　TLS の定義・病態

1　定義

　腫瘍崩壊症候群（tumor lysis syndrome：TLS）は，Hande らが 1993 年に提唱した Hande-Garrow 分類[1]を改訂して 2004 年に報告された Cairo-Bishop 分類[2]に基づき，Laboratory TLS と Clinical TLS の 2 つに分けて定義されることが多い。前者は TLS による代謝異常が臨床検査値にて検出されるが臨床症状が伴わない状態を指し，後者は Laboratory TLS に臨床症状が伴っている状態を指す。

　2010 年の TLS panel consensus で Laboratory TLS は，高尿酸血症，高カリウム血症，高リン血症のうち，いずれか 2 つ以上の代謝異常が治療開始の 3 日前から 7 日後までに起こった場合と定義されている。Clinical TLS は Laboratory TLS に加えて，腎機能低下（血清クレアチニン値上昇），不整脈または突然死，痙攣のうち，いずれか 1 つ以上の臨床的な合併症を認めた場合と定義されている[3]（**表 1**）。

　本定義では 2004 年の分類から Laboratory TLS で低カルシウム血症およびベースラインから 25％の変動を除外しているのが特徴である。これは，低カルシウム血症が高リン血症に伴う付随的な現象であること，ベースラインから 25％の変動は，臨床的意義が乏しいことによる。また 2011 年には Howard らが[4]，Cairo-Bishop 規準の問題点を指摘し，臨床的乏尿や低カルシウム血症を再度追加して一部改良を行った診断規準を発表するなど，いまだ国際的に統一された TLS の定義・分類は確立していない。

　これらの診断規準は細部において多少の違いはあるものの 2004 年の Cairo-Bishop 分類が基本であり，いずれの診断規準においても大きな差はないと考えられる。したがって，本ガイダンス

表 1　TLS 診断規準（2010, TLS panel consensus）

LTLS：
下記の臨床検査値異常のうち 2 個以上が化学療法開始 3 日前から開始 7 日後までに認められる
高尿酸血症　　：基準値上限を超える 　高カリウム血症：基準値上限を超える 　高リン血症　　：基準値上限を超える
CTLS： LTLS に加えて下記のいずれかの臨床症状を伴う
腎機能：血清クレアチニン≧1.5×基準値上限 　不整脈，突然死 　痙攣

では，最も簡便で汎用性のある TLS panel consensus の使用を推奨する。Laboratory TLS の診断に用いられる臨床検査値異常は，腫瘍崩壊以外の基礎疾患などを原因として認めることもある。その場合，ベースラインからの変動も加味して，Laboratory TLS かどうかの診断を行う必要がある。

2 病態

　TLS は，腫瘍細胞の急速な崩壊により，細胞内の代謝産物である核酸，蛋白，リン，カリウムなどが血中へ大量に放出されることによって引き起こされる代謝異常の総称である（図1）[4]。TLSは，悪性リンパ腫，急性白血病などの造血器腫瘍において認められることが多いが，成人あるいは小児の固形腫瘍でも，腫瘍量が多い，あるいは化学療法や放射線療法に対する感受性が高い場合は，腫瘍細胞が急速に崩壊して，TLS が出現することがある。近年では，新規開発された分子標的治療薬による TLS 報告例もある。また，腫瘍量が多く細胞回転が著しく亢進している場合，治療前から TLS がみられる（Spontaneous TLS）ことも報告されている[5,6]。

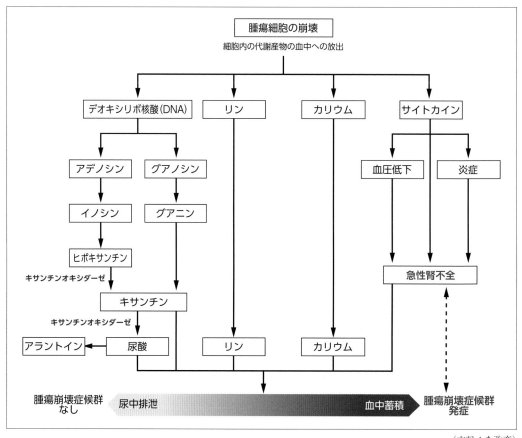

（文献 4 を改変）

図1　TLS の病態

　腫瘍細胞が崩壊するとき，細胞内に存在する核酸，カリウム，リン，サイトカインが血中へ放出される。それらの代謝産物は，通常は尿中に排泄されるため血中に蓄積することはない。しかし，腫瘍細胞が急速に崩壊した場合，尿中排泄能を超えた大量の代謝産物が急激に血中へ放出されることになり，高尿酸血症，高カリウム血症，高リン血症，低カルシウム血症となって，TLSの種々の病態が生じる。それらの代謝異常から引き起こされる病態を次に示す。

1.　高尿酸血症

　腫瘍細胞から放出された核酸はプリン体に代謝された後，ヒポキサンチン，キサンチンを経て最終産物の尿酸となり，通常は尿中から排泄される。ヒポキサンチン→キサンチン，キサンチン→尿酸への代謝はキサンチンオキシダーゼの作用による。腫瘍細胞の急速な崩壊で尿酸が生体内で過剰に合成されると，腎からの尿中排泄による均衡が維持できなくなり，高尿酸血症となる。高尿酸血症で尿の pH が下がると，腎臓の集合管で尿中から尿酸結晶が析出しやすくなり，尿細管に沈着すると尿細管閉塞から急性腎不全に至る。また，高尿酸血症による急性腎不全の発症には，尿酸結晶沈着以外の機序もある。血中での可溶性尿酸レベルの上昇により，腎血管収縮，腎血流量の低下，腎血流量の自己調節機能の障害，酸化促進，炎症誘発が起こることで，急性腎障害が生じる。さらに尿酸の前駆体であるキサンチンが過剰となった場合も，キサンチン結晶の尿細管への沈着から急性腎不全を発症することが知られている[7]。

2.　高カリウム血症

　腫瘍細胞の急速な崩壊で大量のカリウムが血中に放出されると高カリウム血症になる。高カリウム血症は TLS の最初の病態としてしばしば観察され，化学療法の開始から 6 時間以内に起こり，致死的となることもある[8]。また，TLS では他の代謝異常により生じた急性腎不全で高カリウム血症が助長されていることもある。高カリウム血症では，心室性頻拍，心室細動，心停止などの致死的不整脈が誘発される可能性があり，臨床症状としては筋痙攣，感覚異常などの神経筋症状が出現する[9]。

3.　高リン血症・低カルシウム血症

　腫瘍細胞には正常細胞の約 4 倍のリンが含まれていることから，腫瘍細胞の急速な崩壊で大量のリンが血中に放出され，腎からの尿中排泄能を超えると高リン血症となる。高リン血症で尿中のリン濃度が上昇すると，尿細管でリン酸カルシウムの析出が起こり，急性腎不全を生じる[10]。高リン血症の臨床症状としては，悪心・嘔吐，下痢，嗜眠，痙攣が挙げられる。

　さらに，高リン血症による尿細管からのリン酸カルシウムの過度の析出から，二次的な低カルシウム血症を生じることが知られている。低カルシウム血症の臨床症状としては，神経筋症状（テタニー，感覚異常，筋攣縮など），不整脈，低血圧，心不全，痙攣があり，重篤な場合は突然死することもある。

4. 高サイトカイン血症

腫瘍細胞の崩壊で大量にサイトカイン（TNF-α，IL-6，IL-8，IL-10）が放出された場合は，全身性炎症反応症候群（systemic inflammatory response syndrome：SIRS）の状態となり，多臓器不全に至ることもある[11]。

［文献］

1）Hande KR, Garrow GC. Acute tumor lysis syndrome in patients with high-grade non-Hodgkin's lymphoma. Am J Med. 1993；94：133-9.

2）Cairo MS, Bishop M. Tumour lysis syndrome：new therapeutic strategies and classification. Br J Haematol. 2004；127：3-11.

3）Cairo MS, Coiffier B, Reiter A, et al. Recommendations for the evaluation of risk and prophylaxis of tumour lysis syndrome（TLS）in adults and children with malignant diseases：an expert TLS panel consensus. Br J Haematol. 2010；149：578-86.

4）Howard SC, Jones DP, Pui CH. The tumor lysis syndrome. N Engl J Med. 2011；364：1844-54.

5）Coiffier B, Altman A, Pui CH, et al. Guidelines for the management of pediatric and adult tumor lysis syndrome：an evidence-based review. J Clin Oncol. 2008；26：2767-78.

6）McBride A, Trifilio S, Baxter N, et al. Managing Tumor Lysis Syndrome in the Era of Novel Cancer Therapies. J Adv Pract Oncol. 2017；8：705-20.

7）Hochberg J, Cairo MS. Rasburicase：future directions in tumor lysis management. Expert Opin Biol Ther. 2008；8：1595-604.

8）Flombaum CD. Metabolic emergencies in the cancer patient. Seminars in Oncology. 2000；27：322-34.

9）Cheson BD, Frame JN, Vena D, et al. Tumor lysis syndrome：an uncommon complication of fludarabine therapy of chronic lymphocytic leukemia. J Clin Oncol. 1998；16：2313-20.

10）Arseneau JC, Canellos GP, Banks PM, et al. American Burkitt's lymphoma：a clinicopathologic study of 30 cases. I. Clinical factors relating to prolonged survival. Am J Med. 1975；58：314-21.

11）Hijiya N, Metzger ML, Pounds S, et al. Severe cardiopulmonary complications consistent with systemic inflammatory response syndrome caused by leukemia cell lysis in childhood acute myelomonocytic or monocytic leukemia. Pediatr Blood Cancer. 2005；44：63-9.

Ⅲ TLS リスク評価の流れ

1 TLS リスク評価の手順

TLS のリスク評価は，"Laboratory TLS の有無"，"疾患による TLS リスク分類"，"腎機能による TLS リスク調整"の 3 ステップで実施される。

疾患によるリスク分類により決定されたリスクは，低リスク疾患，中間リスク疾患，高リスク疾患，腎機能による調整後の最終リスクは，低リスク，中間リスク，高リスクと記載する。

1．TLS リスク評価の実際（図 1）

①Laboratory TLS の有無

TLS panel consensus の診断規準（5 頁 Ⅱ TLS の定義・病態：**表 1** 参照)[1]により，Laboratory TLS の有無を判定する。

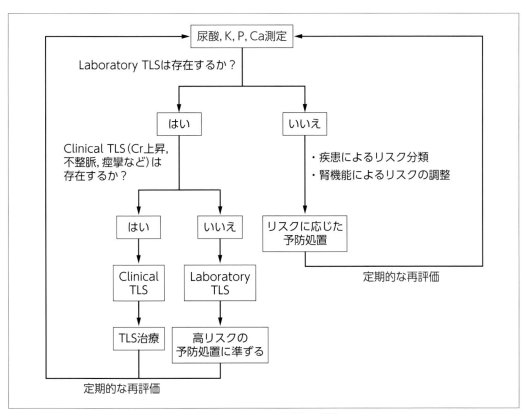

図 1　TLS リスク評価の手順

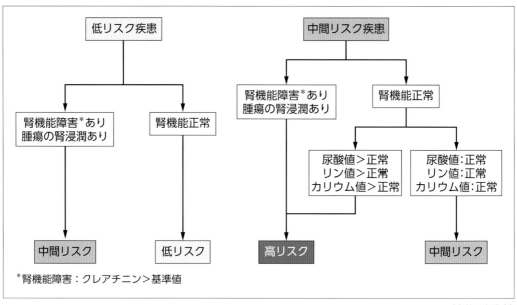

（文献 1 を改変）

図 2　腎機能，腎浸潤によるリスク調整

Laboratory TLS が認められたら，Clinical TLS の有無を判定する。

Clinical TLS の場合：臓器障害の治療を開始するとともに治療（36 頁　V　TLS の予防と治療 参照）を開始する。

Laboratory TLS の場合：治療（36 頁　V　TLS の予防と治療 参照）を開始する。

Laboratory TLS でなければ②に進む

②疾患による TLS リスク分類

これまでの報告をもとに疾患，年齢，腫瘍量により，TLS の発生リスクを低リスク疾患，中間リスク疾患，高リスク疾患と分類する。疾患ごとのリスク評価の詳細は次章で述べる。各リスク疾患における予想される TLS 発症率は以下の通りである。

低リスク疾患：TLS 発症率が 1% 未満

中間リスク疾患：TLS 発症率が 1〜5%

高リスク疾患：TLS 発症率が 5% 以上

③腎機能，腎浸潤によるリスクの調整

クレアチニンが基準値を超えている場合，腎機能障害ありと判断する。白血病，リンパ腫では，腎機能による TLS リスク調整を実施し最終的にリスクを決定する（**図 2**）。

④定期的な再評価

定期的に診断規準を再検し，Laboratory TLS に至っていないかを繰り返し判定する。

［文献］

1）Cairo MS, Coiffier B, Reiter A, et al. Recommendations for the evaluation of risk and prophylaxis of tumour lysis syndrome（TLS）in adults and children with malignant diseases：an expert TLS panel consensus. Br J Haematol. 2010；149：578-86.

Ⅳ　各疾患におけるTLSリスク評価

1　固形腫瘍における TLS リスク評価

1．TLS リスク分類

　TLS panel consensus では，造血器腫瘍を含めて TLS 発症のリスク分類を行っている。固形腫瘍全体は TLS の低リスクとされているが，神経芽腫，小細胞肺がん，胚細胞腫瘍など化学療法高感受性の腫瘍で，なおかつ腫瘍量の多い場合は中間リスク（腎機能・腎浸潤によるリスク補正なし）と分類している（**図 1**）[1]。また，Gemici は 2006 年に固形腫瘍での TLS 症例報告をレビューし，①腫瘍量が多いこと，②肝転移，③LDH 高値あるいは尿酸値上昇，④化学療法高感受性，⑤治療前からの腎機能障害，⑥腎毒性のある薬剤での治療，⑦感染，脱水等の併存，をリスク因子として挙げている（**表 1**）[2]。本ガイダンスにおいては，近年の固形腫瘍における TLS の症例報告の増加，分子標的治療薬の普及，また，死亡率の高さも考慮して，Gemici らが提唱するリスク因子[2]が 1 つ以上認められれば中間リスクと分類した。

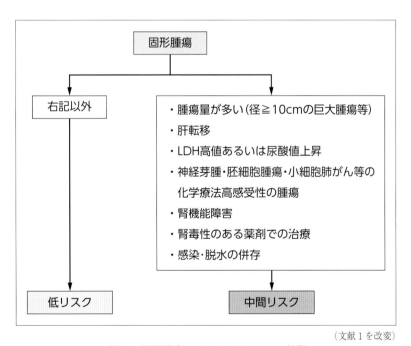

（文献 1 を改変）

図 1　固形腫瘍における TLS リスク分類

表 1　固形腫瘍における TLS 発症のリスク因子[2)]

> ①腫瘍量が多いこと
> ②肝転移
> ③LDH 高値あるいは尿酸値上昇
> ④化学療法高感受性
> ⑤治療前からの腎機能障害
> ⑥腎毒性のある薬剤での治療
> ⑦感染，脱水の併存

2.　固形腫瘍における TLS の現状

　造血器腫瘍と比較し，固形腫瘍における TLS は稀とされ，ある 1 施設からの報告によると頻度は 0.3% 未満とされている[3)]。固形腫瘍における最初の TLS の報告は，1977 年の原発不明消化器がん症例におけるものである[4)]。その後，比較的化学療法への感受性の高い，乳がん，小細胞肺がん，胚細胞腫瘍等を中心に TLS の症例報告が認められ，2002 年までのものは Baeksgaard らによって 45 例がレビューされている（15 歳未満の小児も含む）[5)]。MEDLINE による検索（"tumor lysis" AND "case"）等によれば，15 歳未満と学会報告のみの症例を除くと，2019 年 12 月までに 209 例の症例報告が認められた（52 頁 付録 1 参照）。がん腫別で多いものから，肝細胞がん 23 例，小細胞肺がん 23 例，乳がん 18 例，大腸がん 18 例，悪性黒色腫 14 例，胚細胞腫瘍 13 例，肉腫 13 例，非小細胞肺がん 12 例，前立腺がん 11 例が報告されており，それ以外のがん腫は 10 例以下となっている。治療法別での内訳では，殺細胞性抗がん薬を含む治療が 76 例（36%）で最も多く，分子標的治療単独が 19 例（9%），肝動脈（化学）塞栓療法が 13 例（6%），ホルモン療法及びステロイドが 7 例，放射線療法が 6 例であった。免疫チェックポイント阻害薬による TLS もこれまで 6 例報告されている[6)]。

　造血器腫瘍の TLS と固形腫瘍の TLS の違いとして，その頻度以外に，発症時期および死亡率の違いがあるとされる[2)]。治療開始後 24 時間以内の発症から数日後あるいは数週間後まで発症時期が様々である。この理由として，細胞周期の違いと，化学療法への感受性の違いが関係していると考えられている。また，固形腫瘍においては，化学療法前より自然経過で TLS を起こす spontaneous TLS が 31%（209 例中 64 例）を占めており，特に近年の報告が多い（2010 年以前 12 例，2010 年以降 52 例）。固形腫瘍の TLS による 1 カ月以内の死亡は 44%（209 例中 91 例）と高く，特に急性腎不全で死亡するケースが多い。頻度が少なく，予防的措置やモニタリングが軽視されることで処置が遅れることが関与している可能性がある。

3.　固形腫瘍における TLS の予防と治療

　固形腫瘍における TLS の予防および治療は造血器腫瘍に準じる。予防については，十分なモニタリングを行うことが重要である。低リスクでは通常の補液を行い，中間リスクでは大量補液を行った上でフェブキソスタットあるいはアロプリノールを併用することが推奨される。また，TLS が発症した場合の治療は，造血器腫瘍同様，大量補液および利尿，電解質補正，フェブキソ

スタット，アロプリノールおよびラスブリカーゼによる高尿酸血症の治療，透析治療を含めた急性腎不全の管理が必要となる。

[文献]

1) Cairo MS, Coiffier B, Reiter A, et al. Recommendations for the evaluation of risk and prophylaxis of tumour lysis syndrome（TLS）in adults and children with malignant diseases：an expert TLS panel consensus. Br J Haematol. 2010；149：578-86.

2) Gemici C. Tumour lysis syndrome in solid tumours. Clin Oncol（R Coll Radiol）. 2006；18：773-80.

3) Mott FE. Esana A, Chakmakjian C, et al. Tumor lysis syndrome in solid tumors. Support Cancer Ther. 2005；2：188-91.

4) Crittenden DR, Ackerman GL. Hyperuricemic acute renal failure in disseminated carcinoma. Arch Intern Med. 1977；137：97-9.

5) Baeksgaard L, Sørensen J. Acute tumor lysis syndrome in solid tumors--a case report and review of the literature. Cancer Chemother Pharmacol. 2003；51：187-92.

6) Fa'ak F, Vanegas D, Osei KM. A Case Report of Atezolizumab Induced Tumor Lysis Syndrome. Am J Case Rep. 2019；20：785-9.

2 多発性骨髄腫における TLS リスク評価

1. はじめに

多発性骨髄腫における TLS 発症リスクは，腎機能低下などの患者側要因，腫瘍量の多寡あるいは腫瘍の増殖速度といった因子の他に，用いる治療薬によってそのリスクが影響を受けるという特徴がある。このため，他の疾患とは異なり，多発性骨髄腫の TLS リスク分類は，臨床的なパラメータと用いる治療レジメンの双方に基づいて評価を行う必要がある。

2. 多発性骨髄腫における TLS の発症頻度とリスクの考えかた

（1）従来のリスク評価

新規治療薬導入以前の骨髄腫における TLS の頻度は，1999 年にアーカンソー大学のグループにより報告されている[1]。自家もしくは同種造血幹細胞移植を前提とした治療が行われた 800 例の多発性骨髄腫症例を対象として後方視的解析が行われた。9 例（1%）で TLS の発症が確認された。TLS を発症した 9 例の治療内容については，造血幹細胞動員のための大量エンドキサン（2例），移植前治療（3例；メルファラン-200 2例，メルファラン/全身照射 1例），同種移植前の前処置 2例，移植後のサルベージ治療 2例であった。なお，6例ではアロプリノールが事前に用いられていた。

このように，多発性骨髄腫における TLS の発症頻度は，自家もしくは同種造血幹細胞移植を前提とした治療でも 1% 程度と低いことから，2010 年に発表された TLS エキスパートのコンセンサスでは低リスクに分類されている[2]。

（2）多発性骨髄腫新規治療薬と TLS リスク

現在多発性骨髄腫の治療は，プロテアソーム阻害薬および免疫調節薬（immunomodulatory drugs：IMiDs）および抗体薬が主体となっている。これらの新規薬剤のいくつかについては，臨床試験あるいは市販後調査において TLS の併発例が報告されており，添付文書等で TLS についての注意喚起が行われている。一方，比較的少数例を対象とした臨床研究であるが，多発性骨髄腫における TLS 発症率を解析した報告もある。以下，これらの報告・調査結果を基にして個々の薬剤についての TLS 発症リスクについて示す。表 1 にこれらの新規薬剤の添付文書での TLS リスクについての記載および公表されている市販後調査/特定使用成績調査の中での TLS 発症例数についてまとめた。

（A）プロテアソーム阻害薬

①ボルテゾミブ

ボルテゾミブにより TLS を発症した症例については，3つの第 II 相臨床試験において 496 例中 7例（1.4%）で認められたとする報告がある[3]。また，ボルテゾミブとメルファランの併用による第 I / II 相試験では 48 例中 1例で TLS が発症している[4]。この他にも，国内外でいくつか症例報告が行われている。これらの症例の多くは，再発・治療抵抗例であり，前治療として自家移植を含む複数の治療が行われていた。ボルテゾミブの投与方法については 1.3 mg/m^2，週 2 回投与

表 1　多発性骨髄腫の新規治療薬における TLS 発症例数

薬剤		添付文書記載 TLS 発症頻度	市販後調査			副作用発現状況調査
			TLS 発症件数	解析対象症例数	調査期間	
IMiDs	サリドマイド	頻度不明	0 例	1,548 例	2013 年 3 月まで	2019 年 2 月のアップデートでは 1 例
	レナリドミド	0.50%	13 例（うち重篤 7 例）	2,671 例	2010 年 7 月 20 日〜2013 年 4 月 30 日	2019 年 8 月 8 日のアップデートでは 66 例（うち重篤 65 例）
	ポマリドミド	0.20%	6 例	369 例	2015 年 5 月 21 日〜2016 年 2 月 7 日	2019 年 8 月 8 日のアップデートでは 19 例（うち重篤 19 例）
PI	ボルテゾミブ	0.30%*	59 例（うち重篤 12 例）	1,010 例	2009 年 4 月 25 日まで	
	カルフィルゾミブ	0.7%	10 例（うち重篤 6 例）	1,067 例	2016 年 8 月 31 日〜2017 年 2 月 28 日	
	イキサゾミブ	記載なし				
抗体薬	ダラツムマブ	0.20%	5 例（うち重篤 5 例）	総数の記載なし	2017 年 11 月 22 日〜2018 年 5 月 21 日	
	エロツズマブ	記載なし				
その他	パノビノスタット	記載なし	5 例（うち重篤 4 例）	508 例	2015 年 8 月〜2019 年 2 月	

*マントル細胞リンパ腫，マクログロブリン血症も含む

で用いられていた。ほとんどの症例において，TLS は 1 コース目の治療において発症していた。骨髄中の形質細胞比率については，記載のある 7 例で 40〜100％といずれも高値であった。また，1 例は形質細胞白血病へ移行しており，末梢血中の形質細胞が 76％と上昇していた[5]。染色体異常との関連については，Sezer らの報告では 7 例中 4 例で del（13）がみられている[3]。また，Terops らが報告した症例でも del（13）が確認されている[6]。Kenealy らの報告では 3 例中 1 例で t（4;14）を認めている[7]。

　Tanimura らは 2007〜2010 年の間にボルテゾミブで治療を受けた再発もしくは難治の多発性骨髄腫症例 59 例中 17 例で TLS が発症したと報告している[8]。TLS 発症と関連したリスク因子としては，形質細胞白血病への移行，髄外性腫瘍形成，予後不良染色体および LDH 上昇が抽出されている。Oiwa らは，自施設で治療を行った多発性骨髄腫 64 例について TLS の発症について解析を行っている[9]。124 コースの化学療法を施行し，うち 13 例（10.5％）で TLS を発症。内訳は LTLS が 5 回，CTLS が 6 回の発症であった。治療レジメンに注目すると，ボルテゾミブを含むレジメンで治療を受けた場合の TLS 発症は 17.5％であったのに対して，ボルテゾミブを含まないレジメンで治療した場合の発症率は 3.2％であった[9]。患者側要因との関連についてみると，国際病期分類（International Staging System：ISS）ステージがⅢである場合，腎機能低下例，治療前

から尿酸が上昇していた場合に TLS の発症率が高くなる傾向を認めた。Suzuki らは，ボルテゾミブで治療を受けた 35 例の再発/難治 MM 症例のうち，6 例（17.1％）において CTLS を発症したと報告している[10]。CTLS 発症と関連するパラメータとして，貧血の進行（1 カ月で Hb 1.12 g/dL 以上の低下）が抽出された。Singh らは，骨髄腫治療中に TLS を発症した 7 例を報告しており，うち 3 例はボルテゾミブ治療後であった[11]。我が国における特定使用成績調査では，ボルテゾミブで治療を受けた骨髄腫症例 1,010 例のうち，59 例で TLS を合併し，うち 12 例は重篤と判断されている。

②カルフィルゾミブ

カルフィルゾミブ単剤を用いた Phase Ⅱ試験（PX-171-003-A0）試験において，43 例中 2 例（4.3％）でグレード 3 の TLS の発症を認めた[12]。その後の臨床試験においては，TLS リスクに応じた対応が講じられることとなり，それ以後に行われた臨床試験での TLS 発症率は低下している。Siegel らは，先の 003-A0 試験とその後に行われた 3 つの Phase Ⅰおよび Ⅱ試験に登録された 526 例について解析を行い，うち 5 例で TLS の発症（3 例は CTLS）を認めたとしている[13]。Phase Ⅲ試験についてみると，カルフィルゾミブ＋デキサメサゾンとボルテゾミブ＋デキサメサゾンを比較した ENDEAVOR 試験では，カルフィルゾミブ群に割り付けられた 464 例中 1 例で重篤な TLS の発症が報告されている[14]。これに対して，カルフィルゾミブ，レナリドミドおよびデキサメサゾンの組み合わせを用いた Phase Ⅲ試験（ASPIRE 試験）では，392 例中 3 例でグレード 3 以上の TLS が発症している[15]。なお，ENDEAVOR 試験および ASPIRE 試験においては，あらかじめ TLS の予防としてカルフィルゾミブ投与前より十分な補液とアロプリノールの投与が推奨されていた。臨床試験外では，Shely らが症例報告をしている[16]。国内からの報告では，Suzuki らが 4 例（40％）の TLS 発症を報告している[17]。特にカルフィルゾミブ（56 mg/m^2）＋デキサメサゾンの併用例で発症が多いとしている。なお，国内での市販直後調査（調査期間：2016 年 8 月 31 日〜2017 年 2 月 28 日）では，推定使用者数 1,067 例のうち TLS は 10 例（重篤 6 例，非重篤 4 例）で認められている。

③イキサゾミブ

2018 年に発表された骨髄腫に対する新規治療薬の有害事象の予防とマネジメントについての European Leukemia Net（ELN）からのコンセンサス論文では，イキサゾミブにも TLS 発症リスクがあると記載されている。しかしながら，その明確な頻度等は不明であり，根拠となった臨床試験情報も示されていない。症例報告も少なく，Suzuki らが 1 例を報告しているのみである[17]。

(B) IMiDs

①サリドマイド

サリドマイド治療に伴う TLS は 3 例の報告がある[18-20]。2 例は自家移植後の再発例であるが，1 例は初回治療例であった。再発症例の骨髄中の形質細胞比率はそれぞれ，90％以上，80％以上と極めて高値であった。初回治療例は末梢血中に形質細胞を 6％認めていた。染色体異常については，初回治療例では del（13）が確認されているが[20]，他の 2 例については情報がない。その後さらに，Singh らが，サリドマイド＋デキサメサゾンで 10 コースの治療後に TLS を発症した例を報告しているが詳細は不明である[11]。一方，Oiwa らの報告では，10 例がサリドマイドをベー

スとした治療を受けており，その中では TLS 発症を認めていない[9]。副作用情報では，2019 年 2 月までに 1 例で TLS の発症を認めたとされる。

②レナリドミド

特定使用成績調査（2013 年 4 月 30 日まで）によると，2,671 例の多発性骨髄腫が登録され，13 例で TLS の発症が報告されている。6 例はグレード 1/2 であるが，7 例はグレード 3 以上であった。さらに，2019 年 8 月に公表された副作用発現状況では，66 例で TLS の合併を認めたことが記載されている。一方，Oiwa らの報告では，レナリドミドをベースとした治療を受けた 23 例においては TLS の発症はみられていない[9]。Singh らが報告した 7 例のうち 1 例は，レナリドミド＋ボルテゾミブ＋デキサメサゾンで治療されていた[11]。

③ポマリドミド

Maekawa らがポマリドミド＋デキサメサゾンでの治療開始から 9 日目に TLS を発症した症例を報告している[21]。国内の市販後調査（2015 年 5 月 21 日〜2019 年 6 月 30 日）では，19 例の TLS の報告があり，いずれも重篤とされている。

（C）抗体薬

①ダラツムマブ

市販後直後調査結果（2017 年 11 月 22 日〜2018 年 5 月 21 日）によると，5 例（いずれも重篤）の TLS の報告がある。添付文書では，TLS の発症頻度として 0.2％と記載されている。

②エロツズマブ

腫瘍崩壊症候群の発症は極めて稀と考えられており，添付文書にも記載はない。Atchison らが，エロツズマブ投与後に TLS を発症した症例を報告しているが，レナリドミドも併用されており，どちらの薬剤が TLS の要因となったかについては明確にされていない[22]。

（D）その他

①パノビノスタット

特定使用成績調査（2015 年 8 月〜2019 年 2 月）によると，509 例が調査され，うち 5 例で TLS の報告があった。4 例は重篤であり，2 例は死亡に至っている。ただし，これらの症例についての詳細は不明である。

以上，個々の治療薬について現在までに発表されている TLS の発症例についての情報をまとめた。しかしながら，実臨床における多発性骨髄腫の治療レジメンの多くは，上記の薬剤の様々な組み合わせで構成されている。このため，TLS 発症リスクについては，レジメンごとに評価すべきとも考えられるが，現時点では細かなレジメンごとの TLS 発症率についての正確な情報は得られていない。また，初発時あるいは治療抵抗となりレジメンを変更する場合など様々な状況によっても TLS 発症リスクは変化することが予測される。

（3）TLS リスクと関連する臨床的パラメータ

TLS 発症と関わる患者側要因および疾患側要因についてもいくつかの解析結果が発表されている。Oiwa らの観察研究では，治療前の尿酸値，クレアチニン値もしくは β_2 ミクログロブリンが上昇している場合には，TLS の発症リスクが増加するとしている[9]。さらに，ISS がステージⅢの場合，末梢血中に形質細胞が出現していた場合に TLS の合併率が高い結果であった[9]。Suzuki ら

は，ボルテゾミブ投与後にCTLSを発症した6例をもとにした解析を行い，ボルテゾミブ開始直前から30日以内での，Hb 1.12 g/dL以上の貧血進行とCTLS発症とに関連を認めている[10]。Singhらの7例についての解析では，7例中の4例で染色体異常を認めている[11]。2例でdel（17）を，またmonosomy 13を伴う例が2例であった。3例では，末梢血中に形質細胞の出現を認めている。骨髄中の形質細胞比率は31〜98%であった。染色体異常の存在とTLS発症との関連については，他の報告でも指摘されている。なお，ごく少数ながら治療開始前にTLSを発症した多発性骨髄腫症例も報告されている[11,23,24]。うち，2例は椎体の圧迫骨折を契機に多発性骨髄腫と診断されており，診断時にすでに急性腎障害と高尿酸血症を伴っていた[23,24]。LDHも高値であり，骨髄検査では形質細胞の高度の増加（80〜90%），幼弱な形質細胞の出現などを認めている。Singhらも治療前にTLSを発症した3例を報告しており，うち2例でdel(9)の染色体異常を伴っていた[11]。

3. 多発性骨髄腫における TLS リスク評価と予防

　新規薬剤の導入により，多発性骨髄腫においてもTLSが有害事象として認識されつつある。それに伴い，TLSを発症した多発性骨髄腫症例の報告も増加している。しかしながら，どのような場合にTLSのリスクが上昇するのかについて検討した臨床試験はなく，これまでの報告をもとにしてリスクを類推せざるを得ないのが現状である。これらの臨床情報をもとにした，多発性骨髄腫におけるTLSのリスク評価についての案を**図1**に示す。まず疾患側の要因と患者側の要因を評

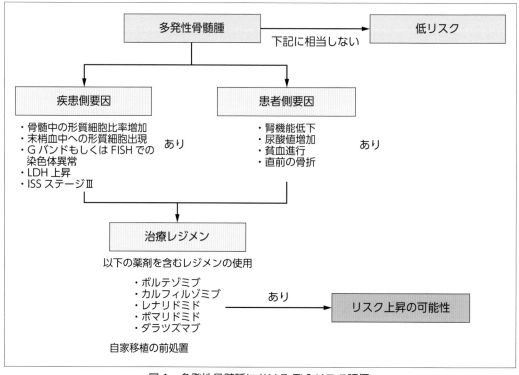

図1　多発性骨髄腫における TLS リスク評価

価し，このどちらかの要因を有する症例に対して，TLS の発症頻度が比較的高いことが確認されている薬剤を含むレジメンで治療を行う場合を TLS のリスクが上昇する可能性があると判断する。なお，一部の薬剤については，個々の適正使用ガイドに TLS 予防が言及されており，そちらについても参照が必要である。

[文献]

1) Fassas AB, Desikan KR, Siegel D, Golper TA, Munshi NC, Barlogie B, et al. Tumour lysis syndrome complicating high-dose treatment in patients with multiple myeloma. Br J Haematol. 1999；105（4）：938-41.

2) Cairo MS, Coiffier B, Reiter A, Younes A. Recommendations for the evaluation of risk and prophylaxis of tumour lysis syndrome（TLS）in adults and children with malignant diseases：an expert TLS panel consensus. Br J Haematol. 2010；149（4）：578-86.

3) Sezer O, Vesole DH, Singhal S, Richardson P, Stadtmauer E, Jakob C, et al. Bortezomib-induced tumor lysis syndrome in multiple myeloma. Clin Lymphoma Myeloma. 2006；7（3）：233-5.

4) Berenson JR, Yang HH, Vescio RA, Nassir Y, Mapes R, Lee SP, et al. Safety and efficacy of bortezomib and melphalan combination in patients with relapsed or refractory multiple myeloma：updated results of a phase 1/2 study after longer follow-up. Annals of hematology. 2008；87（8）：623-31.

5) Jaskiewicz AD, Herrington JD, Wong L. Tumor lysis syndrome after bortezomib therapy for plasma cell leukemia. Pharmacotherapy. 2005；25（12）：1820-5.

6) Terpos E, Politou M, Rahemtulla A. Tumour lysis syndrome in multiple myeloma after bortezomib（VELCADE）administration. J Cancer Res Clin Oncol. 2004；130（10）：623-5.

7) Kenealy MK, Prince HM, Honemann D. Tumor lysis syndrome early after treatment with bortezomib for multiple myeloma. Pharmacotherapy. 2006；26（8）：1205-6；discussion 6.

8) Tanimura A. Tumor lysis syndrome after bortezomib treatment in refractory/relapsed myeloma patients. Haematologica. 2011；96（s1）：S130.

9) Oiwa K, Morita M, Kishi S, Okura M, Tasaki T, Matsuda Y, et al. High Risk of Tumor Lysis Syndrome in Symptomatic Patients with Multiple Myeloma with Renal Dysfunction Treated with Bortezomib. Anticancer Research. 2016；36（12）：6655-62.

10) Suzuki K, Terui Y, Nishimura N, Ueda K, Mishima Y, Sakajiri S, et al. Rapid progression of anemia related to tumor-lysis syndrome associated with bortezomib treatment in myeloma patients. Japanese Journal of Clinical Oncology. 2014；44（5）：435-41.

11) Singh A, Gupta S, Yim B, Thekkekara R. Tumor Lysis Syndrome in Multiple Myeloma：An Increasingly Recognized Risk-A Report of Seven Cases. Indian Journal of Hematology and Blood Transfusion. 2017；33（1）：41-4.

12) Jagannath S, Vij R, Stewart AK, Trudel S, Jakubowiak AJ, Reiman T, et al. An open-label single-arm pilot phase Ⅱ study（PX-171-003-A0）of low-dose, single-agent carfilzomib in patients with relapsed and refractory multiple myeloma. Clinical Lymphoma, Myeloma and Leukemia. 2012；12（5）：310-8.

13) Siegel D, Martin T, Nooka A, Harvey RD, Vij R, Niesvizky R, et al. Integrated safety profile of single-agent carfilzomib：Experience from 526 patients enrolled in 4 phase Ⅱ clinical studies. Haematologica. 2013；98（11）：1753-61.

14) Dimopoulos MA, Goldschmidt H, Niesvizky R, Joshua D, Chng WJ, Oriol A, et al. Carfilzomib or bortezomib in relapsed or refractory multiple myeloma（ENDEAVOR）：an interim overall survival analysis of an open-label, randomised, phase 3 trial. The Lancet Oncology. 2017；18（10）：1327-37.

15) Stewart AK, Rajkumar SV, Dimopoulos MA, Masszi T, Špicka I, Oriol A, et al. Carfilzomib, lenalidomide, and dexamethasone for relapsed multiple myeloma. New England Journal of Medicine. 2015；372（2）：142-52.

16) Shely RN, Ratliff PD. Carfilzomib-associated tumor lysis syndrome. Pharmacotherapy. 2014 ; 34(5) : 3-6.

17) Suzuki K, Nishiwaki K, Gunji T, Katori M, Hosoba R, Hirano K, et al. Tumor-Lysis Syndrome in Relapsed or Refractory Multiple Myeloma Patients Treated with Proteasome Inhibitors. Blood. 2018 ; 132 (Suppl 1) : 5631.

18) Cany L, Fitoussi O, Boiron JM, Marit G. Tumor lysis syndrome at the beginning of thalidomide therapy for multiple myeloma. J Clin Oncol. 2002 ; 20 (8) : 2212.

19) Fuente N, Mane JM, Barcelo R, Munoz A, Perez-Hoyos T, Lopez-Vivanco G. Tumor lysis syndrome in a multiple myeloma treated with thalidomide. Ann Oncol. 2004 ; 15 (3) : 537.

20) Huston A, Brown J, Roodman GD. Tumor lysis syndrome following thalidomide and dexamethasone therapy for newly diagnosed multiple myeloma. Exp Hematol. 2006 ; 34 (12) : 1616.

21) Maekawa T, Take J, Kawamura T, Horiuchi T, Kato S, Saga R, et al. Delayed Onset Tumor Lysis Syndrome after Initial Pomalidomide Treatment in a Patient with Refractory Multiple Myeloma. 2016 ; 6 (1) : 58-62.

22) Atchison DK, Humes HD. A case of tumor lysis syndrome and acute renal failure associated with elotuzumab treatment in multiple myeloma. Clinical Nephrology-Case Studies. 2017 ; 5 (1) : 78-81.

23) Saravu K, Kumar S, Shastry AB, Kurien A, Prabhu R, Kumar R. Spontaneous tumour lysis syndrome in a case of multiple myeloma- A rare occurrence. Australasian Medical Journal. 2013 ; 6 (3) : 168-71.

24) Huzmeli C, Eliacik E, Saglam M, Doner B, Candan F. Spontaneous tumour lysis syndrome in a multiple myeloma. Case Reports in Medicine. 2016 ; 2016 : 5-7.

3 白血病における TLS リスク評価

1. TLS リスク分類

白血病の TLS の層別化は慢性と急性に分けて考える（**図 1**）。

慢性骨髄性白血病（chronic myeloid leukemia：CML）では，特にチロシンキナーゼ阻害薬（thyrosine kinase inhibitor：TKI）であるイマチニブが出現して以降，急性転化症例を除き化学療法を行うことは極めて稀となり，TLS の発症率は低いことから低リスク疾患に分類する。ただし，特に移行期，急性転化期の CML では TKI による TLS が出現することが報告されており，注意が必要である（**表 1**）[1-6]。

慢性リンパ性白血病（chronic lymphoid leukemia：CLL）では，従来療法の一つであるフルダラビンにおける 6,137 例の後方視的解析の TLS 発症率は 0.42% であったことから[7]，低リスク疾患に相当する一方，白血球数の著増などの腫瘍量が増大した症例においては，それよりも高い比率で TLS が発症することより（～10%），中間リスク疾患に分類する[1]。近年，CLL に対する新規薬剤の開発が積極的に行われ，良好な奏効率をもたらすと同時に，高い TLS 発症率を示す薬剤が認められている（**表 1**）。新規薬剤として，抗体療法では抗 CD20 抗体［リツキシマブ[8]，オファツムマブ[9]（CLL 初回治療は保険適用外），オビヌツズマブ[10]（CLL は保険適用外）］や抗 CD52 抗体［アレムツズマブ[11]（CLL 初回治療は保険適用外）］，分子標的治療薬では BCL-2 阻害薬［ベネトクラクス[12]（CLL 初回治療は保険適用外）］，ブルトンチロシンキナーゼ（Bruton's tyrosine kinase：BTK）阻害薬［イブルチニブ[13]，アカラブルチニブ[14]（本邦未承認）］やホスホイノシタ

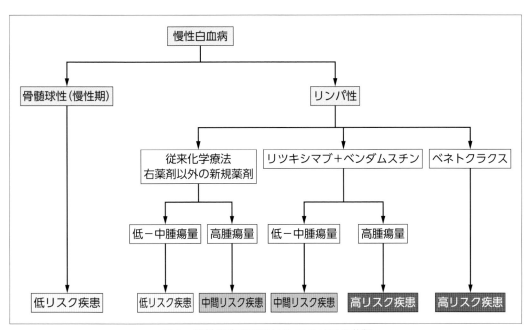

図 1　慢性白血病における TLS リスク分類

表1 白血病における TLS 発症報告

疾患	種類		薬剤	TLS 発症率	発症時期	備考	文献番号
慢性骨髄性白血病	単剤	チロシンキナーゼ阻害薬	イマチニブ	症例報告	6	慢性期は極めて稀 移行期，急性転化 期症例が主体	2
			ニロチニブ	症例報告	2〜4日		3
			ダサチニブ	症例報告	1		4
			ボスチニブ	稀	—		5
			ポナチニブ	稀	—		6
慢性リンパ性白血病	単剤	抗 CD20 抗体	リツキシマブ	NR	—		8
			オファツムマブ[*1]	〜0.4%	—		9
			オビヌツズマブ[*2]	〜3%	—		10
		抗 CD52 抗体	アレムツズマブ[*1]	<1%	—		11
		BCL-2 阻害薬	ベネトクラクス[*1]	〜18%	—	漸増投与を行う	12
		BTK 阻害薬	イブルチニブ	0.2%	—		13
			アカラブルチニブ[*3]	NR	—		14
		PI3K 阻害薬	イデラリシブ[*3]	0%	—		15
			デュベリシブ[*3]	NR	—		16
		免疫調節薬	レナリドミド[*2]	〜8.3%	—		17
		アルキル化薬＋代謝拮抗薬	ベンダムスチン	〜2%	—		18
		抗がん薬	フルダラビン	<1%	—		7
	併用	リツキシマブ＋	フラダラビン＋シクロフォスファミド	NR	—		19
			ベネトクラクス	〜4%	—	ベネトクラクスは漸増投与を行い，リツキシマブは維持期になってから投与	20
			イデラリシブ[*3]	NR	—		8
			レナリドミド[*2]	〜12%	—		17
			ベンダムスチン	3.1%	—		21
急性骨髄性白血病	単剤	DNA メチル化阻害薬	アザシチジン[*4]	NR	—		27
			デシタビン[*3]	NR	—		28
		抗 CD33 抗体＋オゾガマイシン	ゲムツズマブ オゾガマイシン	〜2.3%	—		29
		FLT3 阻害薬	ギルテリチニブ	〜4.2%	—		30
		IDH1 阻害薬	イボシデニブ[*3]	〜10.5%	—		31
		IDH2 阻害薬	エナシデニブ[*3]	〜8%	—		32
	併用	従来化学療法（IDA＋Ara C など）		〜20%	30日以内		25
		ベネトクラクス[*5]＋	低用量シタラビン	〜6%	—		33
			アザシチジン	〜1%	—		34

（つづく）

疾患	種類		薬剤	TLS 発症率	発症時期	備考	文献番号
急性リンパ性白血病	単剤	チロシンキナーゼ阻害薬	イマチニブ	症例報告	—	単剤におけるデータは極めて少ない	36
			ニロチニブ*5	NR	—		37
			ダサチニブ	NR	—		38
			ボスチニブ*5	NR	—		39
			ポナチニブ*6	~0.2%	—		40
		二重特異性抗体（BiTE）	ブリナツモマブ	~2.3%	—		41
		抗CD22抗体＋オゾガマイシン	イノツズマブ オゾガマイシン	~2.4%	—		42
		CAR-T	チサゲンレクルユーセル	4%	—		43
		DNA 合成阻害薬	ネララビン	~4.5%	—		44
			クロファラビン	5%	—		45
	併用	従来化学療法	Hyper CVAD など	~30%	—		35
		TKI＋化学療法（ダサチニブ＋Hyper CVAD など）		NR	—		46

*1 CLL 初回治療は保険適用外　　*4 AML は保険適用外
*2 CLL は保険適用外　　*5 ALL は保険適用外
*3 本邦未承認　　*6 ALL 初回治療は保険適用外

NR：not recorded，BCL-2：B-cell lymphoma 2，PI3K：phosphoinositide 3-kinase，FLT3 TKI：fms-related tyrosine kinase 3，BTK：Bruton's tyrosine kinase，IDH：isocitrate dehydrogenase，IDA＋Ara C：idarubicin＋cytarabine，BiTE：bispecific T cell engager，CAR-T：chimeric antigen receptor T，R-Hyper CVAD：rituximab＋cyclophosphamide, vincristine, doxorubicin, dexamethasone.

イド 3 キナーゼ（Phosphoinositide 3-kinase：PI3K）阻害薬［イデラリシブ[15]（本邦未承認），デュベリシブ[16]（本邦未承認）］，免疫調節薬［レナリドミド[17]（CLL は保険適用外）］，アルキル化薬＋代謝拮抗薬であるベンダムスチン[18]などが開発，臨床応用がなされている。また，さまざまな併用療法の中，抗 CD20 抗体との組み合わせが積極的に模索されている[8,17,19-21]。

　TLS 発症率は試験解析母集団数に影響を受ける可能性があること，有害事象において一定率以下の記載がない報告も存在すること，薬剤間の直接比較を行った試験は極めて限られており，また投薬を含めた TLS 予防方法も試験毎に異なっていることなどから，薬剤間，治療間の正確な比較は不可能である。ただし，その中にあって，TLS 比率が高い傾向を示す薬剤および併用療法として，オビヌツズマブ[10]，ベネトクラクス[12]，およびレナリドミド[17]やリツキシマブ＋ベネトクラクス[20]，リツキシマブ＋レナリドミド[17]（CLL は保険適用外），リツキシマブ＋ベンダムスチン[21]などが挙げられている。特に，ベネトクラクスにおける TLS 発症は他剤と比較しても高率であり，また十分な TLS 予防を行ったとしても急速な TLS が発症し死亡に至る症例も出現していることから注意が必要である[22]。そのため，添付文書では詳細な管理方法が記載されている[23]。リツキシマブとベネトクラクスの併用療法において，用量漸増期と維持投与期に分け，用量漸増期では，20 mg/日から 400 mg/日まで 1 週ごとにベネトクラクスの増量を行い，400 mg/日の維

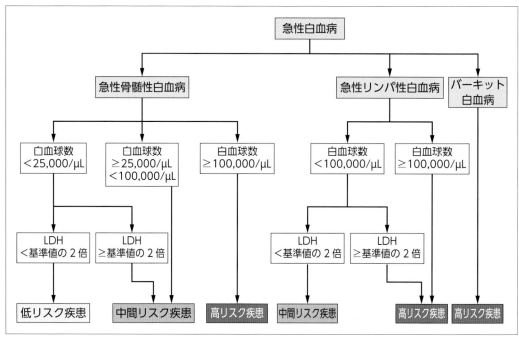

（文献 1 を改変）

図 2　急性白血病における TLS リスク分類

持投与期に移行する。なお，リツキシマブは腫瘍量が減弱した維持投与期に入ってからの投与が推奨されている。またその添付文書において，10 cm 以上のリンパ節腫脹が存在するか，5 cm 以上のリンパ節腫脹が存在し末梢血リンパ球数が 25,000/μL 以上を呈する高腫瘍量の症例の場合には，治療前の水分補給に加え補液投与（可能であれば 150～200 mL/時）を行い，TLS 発症のチェックポイントを，投与前，投与 6～8 時間後，投与 24 時間後から，投与前及び投与 4，8，12，24 時間後に増やして観察するよう注意点が変更されている[23]。

　これらの点を踏まえ，**図 1** では CLL に関し，中等度腫瘍量以下の症例は低リスク疾患，高腫瘍量は中間リスク疾患とし，TLS 発症率が比較的高いオビヌツズマブおよびレナリドミドやリツキシマブ＋ベンダムスチンなどの使用においては，それぞれ一つずつリスクを上げる一方で，ベネトクラクス使用は腫瘍量に関係なく高リスク疾患の記載にした。なお NCCN のガイドラインでは，オビヌツズマブ，レナリドミド，および免疫化学療法は高リスク疾患と定義されている[24]。

　一方，急性白血病は，急性骨髄性白血病（acute myeloid leukemia：AML），急性リンパ性白血病（acute lymphoblastic leukemia：ALL），およびバーキット白血病の 3 群に分けて考える（**図 2**）[1]。急性白血病における TLS 発症危険因子として末梢血白血球数および血清 LDH 値が指摘されており，これらのパラメータから，さらにそれぞれの疾患群のリスク分類を行う。AML における TLS の発症率は 3.4～17％ と報告されている[25,26]。白血球数が 25,000/μL 未満で LDH が施設基準値の 2 倍未満であれば低リスク疾患，LDH が基準値の 2 倍以上であれば中間リスク疾患とする。白血球が 25,000/μL 以上 100,000/μL 未満の群は LDH の値にかかわらず中間リスク疾患，白血球数が 100,000/μL 以上であれば高リスク疾患に分類する。

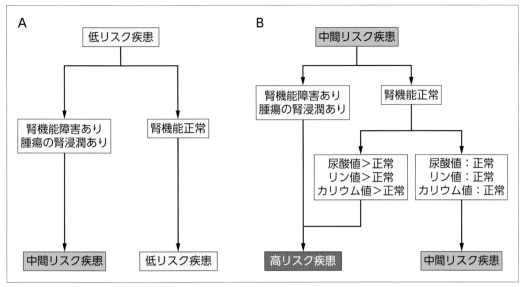

（文献 1 を改変）

図 3　急性白血病における腎機能による TLS リスク補正

　AML においても従来の抗がん薬以外に，新規薬剤として DNA メチル化阻害剤のアザシチジン[27]（AML は保険適用外），デシタビン[28]（本邦未承認），CD33 に対するモノクローナル抗体とオゾガマイシンからなるゲムツズマブ　オゾガマイシン[29]，FLT3 阻害薬のギルテリチニブ[30]，IDH1 阻害薬のイボシデニブ[31]（本邦未承認），IDH2 阻害薬のエナシデニブ[32]（本邦未承認）などが臨床応用されている。また，BCL-2 阻害薬ベネトクラクス（AML は保険適用外）と他剤併用療法も臨床応用が試みられている。例えば低用量シタラビン[33]や，アザシチジン[34]との併用療法ではAML に対して高い奏効率を示している。TLS 発症率に関しては，従来化学療法（IDA + Ara-Cなど）では 20％程度出現すると報告されているが，これらの併用療法では 10％を超えるような著明な TLS の増加は認めていない。ただし，前述のように，これらのデータは漸減投与や予防投与などが影響することからその解釈には注意が必要であり，高尿酸治療薬やラスブリカーゼを含む予防投与が行われていても 5％程度の TLS 発症の可能性がある。

　ALL もしくはバーキット白血病では高い TLS 発症率を示す。1,791 症例の血液疾患における解析では 4.4％に TLS の発症を認めたが，B-ALL では 26.4％，バーキットリンパ腫/白血病では8.4％と高値を示した[35]。したがって，ALL では低リスク疾患の設定は行わず，白血球数が100,000/μL 未満で LDH が基準値の 2 倍未満であれば中間リスク疾患，LDH が基準値の 2 倍以上であれば高リスク疾患，白血球数が 100,000/μL 以上であれば LDH の数値にかかわらず高リスク疾患に分類する。バーキット白血病においては高い TLS 発症率を示すことから白血球数，LDH値にかかわらず高リスク疾患とする[1]。また，ALL においても新規薬剤が開発されている。Ph 陽性症例に対する TKI 治療［イマチニブ[36]，ニロチニブ[37]（ALL は保険適用外），ダサチニブ[38]，ボスチニブ[39]（ALL は保険適用外），ポナチニブ[40]（ALL 初回治療は保険適用外）］，CD19 二重特異性抗体（bispecific T cell engager：BiTE）抗体のブリナツモマブ[41]，CD22 抗体とオゾガマイ

シンからなるイノツズマブ オゾガマイシン[42]，CAR-T（chimeric antigen receptor T cell）療法であるチサゲンレクルユーセル[43]，DNA 合成阻害薬のネララビン[44]，クロファラビン[45]などが臨床応用されている。また，TKI を加えた併用療法も行われている[46]。AML 同様，これら薬剤による著明な TLS 発症率増加は認めていないが，今後症例数の蓄積に伴う情報更新には留意が必要である。

　白血病全般において，腎障害が TLS 発症率を上昇させることが明らかとなっていることから，上記のリスク分類をさらに補正する形で，腎機能，血清尿酸値，リン値，カリウム値により最終的なリスク分類を行うことが推奨されている（**図 3A, B**）[1]。低リスク疾患においては，腎機能障害を有するか，腎臓に腫瘍が浸潤している症例では中間リスク疾患と定義し（**図 3A**），中間リスク疾患においては，腎機能障害を有するか腎臓に腫瘍が浸潤している症例では高リスク疾患とする（**図 3B**）。また中間リスク疾患において血清尿酸値，リン値，カリウム値が正常値を超えていれば高リスク疾患に分類する（**図 3B**）。

［文献］

1）Cairo MS, Coiffier B, Reiter A, et al, TLS Expert Panel. Recommendations for the evaluation of risk and prophylaxis of tumour lysis syndrome（TLS）in adults and children with malignant diseases：an expert TLS panel consensus. Br J Haematol. 2010；149：578-86.

2）Al-Kali A, Farooq S, Tfayli A. Tumor lysis syndrome after starting treatment with Gleevec in a patient with chronic myelogenous leukemia. J Clin Pharm Ther. 2009；34：607-10.

3）Hua J, Iwaki Y, Inoue M, et al. Tumor lysis syndrome soon after treatment with hydroxyurea followed by nilotinib in two patients with chronic-phase chronic myelogenous leukemia. Int J Hematol. 2013；98：243-6.

4）Bektas O, Hazendaroglu IC, Buyukasuk Y, et al. Dasatinib-Induced Tumor Lysis Syndrome and Following Hematologic Remission in Fibrotic Blastic Crisis of CML. International Journal of Hematology and Oncology. 2010：2；13-6.

5）Cortes JE, Gambacorti-Passerini C, Deininger MW, et al. Bosutinib Versus Imatinib for Newly Diagnosed Chronic Myeloid Leukemia：Results From the Randomized BFORE Trial. J Clin Oncol. 2018；36：231-7.

6）Narasimhan NI, Rivera VM, Clackson T, et al. Ponatinib in refractory Philadelphia chromosome-positive leukemias. N Engl J Med. 2012；367：2075-88.

7）Cheson BD, Frame JN, Vena D, et al：Tumor lysis syndrome：An uncommon complication of fludarabine therapy of chronic lymphocytic leukemia. J Clin Oncol. 1998；16：2313-20.

8）Sharman JP, Coutre SE, Furman RR, et al. Final Results of a Randomized, Phase Ⅲ Study of Rituximab With or Without Idelalisib Followed by Open-Label Idelalisib in Patients With Relapsed Chronic Lymphocytic Leukemia. J Clin Oncol. 2019；37：1391-402.

9）オファツムマブインタビューフォーム．https://drs-net.novartis.co.jp/siteassets/common/pdf/arz/if/if_arz_201711.pdf

10）Cartron G, de Guibert S, Dilhuydy MS, et al. Obinutuzumab（GA101）in relapsed/refractory chronic lymphocytic leukemia：final data from the phase 1/2 GAUGUIN study. Blood. 2014；124：2196-202.

11）Tridente G. Adverse Events with Biomedicines. Prevention Through Understanding. Springer-Verlag, 2014.

12）Cheson BD, Heitner Enschede S, et al. Tumor Lysis Syndrome in Chronic Lymphocytic Leukemia with Novel Targeted Agents. Oncologist. 2017；22：1283-91.

13）イムブルビカ医薬品インタビューフォーム．https://www.treakisym.com/pdf/intaviewform.pdf.

14）Byrd JC, Wierda WG, Schuh A, et al. Acalabrutinib monotherapy in patients with relapsed/refractory chronic lymphocytic leukemia：updated phase 2 results. Blood. 2020；135：1204-13.

15) Brown J, Byrd J, Coutre S, et al. Idelalisib, an inhibitor of phosphatidylinositol 3-kinase p110delta, for relapsed/refractory chronic lymphocytic leukemia. Blood. 2014；123：3390-7.

16) Flinn IW, Hillmen P, Montillo M, et al. The phase 3 DUO trial：duvelisib vs ofatumumab in relapsed and refractory CLL/SLL. Blood. 2018；132：2446-55.

17) Howard SC, Trifilio S, Gregory TK, et al. Tumor lysis syndrome in the era of novel and targeted agents in patients with hematologic malignancies：a systematic review. Ann Hematol. 2016；95：563-73.

18) Wołowiec D, Szymczyk A, Potoczek S, et al. Safety and Efficacy of Bendamustine Monotherapy in the First-Line Treatment of Patients with Chronic Lymphocytic Leukemia：Polish Lymphoma Research Group Real-Life Analysis. Chemotherapy. 2019；64：155-62.

19) Fischer K, Bahlo J, Fink AM, et al. Long-term remissions after FCR chemoimmunotherapy in previously untreated patients with CLL：updated results of the CLL8 trial. Blood 2016；127：208-15.

20) Seymour JF, Kipps TJ, Eichhorst B, et al. Venetoclax-Rituximab in Relapsed or Refractory Chronic Lymphocytic Leukemia. N Engl J Med. 2018；378：1107-20.

21) トレアキシン医薬品インタビューフォーム．https://www.treakisym.com/pdf/intaviewform.pdf.

22) ベネトクラクス医薬品インタビューフォーム．https://a-connect.abbvie.co.jp/-/media/assets/pdf/products/venclexta/if_Venclexta_j.pdf

23) ベネトクラクス添付文書．https://pins.japic.or.jp/pdf/newPINS/00068275.pdf

24) NCCN Clinical Practice Guidelines in Oncology（NCCN Guidelines®）. Chronic Lymphocytic Leukemia/Small Lymphocytic Lymphoma. Version 4.202 https://www.nccn.org/professionals/physician_gls/pdf/cll.pdf

25) Wilson FP, Berns JS. Tumor Lysis Syndrome：New Challenges and Recent Advances. Adv Chronic Kidney Dis. 2014；21：18-26.

26) Glasser CL. Tumor Lysis Syndrome（TLS）following intrathecal chemotherapy in a child with acute myelogenous leukemia（AML）. Leuk Res Rep. 2017；8：19-20.

27) Dombret H, Seymour JF, Butrym A, et al. International phase 3 study of azacitidine vs conventional care regimens in older patients with newly diagnosed AML with＞30％ blasts. Blood. 2015；126：291-9.

28) FiliC, Candoni A, Zannier ME, et al. Efficacy and toxicity of Decitabine in patients with acute myeloid leukemia（AML）：A multicenter real-world experience. Leuk Res. 2019；76：33-8.

29) ゲムツズマブ オゾガマイシン医薬品インタビューフォーム．https://pfizerpro.jp/documents/info/myt02info.pdf.

30) Usuki K, Sakura T, Kobayashi Y, et al. Clinical profile of gilteritinib in Japanese patients with relapsed/refractory acute myeloid leukemia：An open-label phase 1 study. Cancer Sci. 2018；109：3235-44.

31) DiNardo CD, Stein EM, de Botton S, et al. Durable Remissions with Ivosidenib in IDH1-Mutated Relapsed or Refractory AML. N Engl J Med. 2018；378：2386-98.

32) Reed DR, Elsarrag RZ, Morris AL, et al. Enasidenib in acute myeloid leukemia：clinical development and perspectives on treatment. Cancer Manag Res. 2019；30：11：8073-80.

33) Wei AH, Montesinos P, Ivanov V, et al. Venetoclax plus LDAC for newly diagnosed AML ineligible for intensive chemotherapy：a phase 3 randomized placebo-controlled trial. Blood. 2020；135：2137-45

34) DiNardo CD, Jonas BA, Pullarkat V, et al. Azacitidine and Venetoclax in Previously Untreated Acute Myeloid Leukemia. N Engl J Med. 2020；383：617-29.

35) Wössmann W, Schrappe M, Meyer U, et al.：Incidence of tumor lysis syndrome in children with advanced stage Burkitt's lymphoma/leukemia before and after introduction of prophylactic use of urate oxidase. Ann Hematol. 2003；82：160-5.

36) Chang H, Shih LY. Imatinib-induced Tumor Lysis Syndrome：Report of a Case and Review of the

Literature. Chang Gung Med J. 2008；31：510-4.

37) Ottmann OG, Larson RA, Kantarjian HM. Phase Ⅱ study of nilotinib in patients with relapsed or refractory Philadelphia chromosome—positive acute lymphoblastic leukemia. Leukemia. 2013；27：1411-3.

38) Li XY, Qian JJ, Yang M. An oral, chemotherapy-free regimen (dasatinib plus prednisone) as induction and consolidation for adult patients with Philadelphia chromosome-positive acute lymphoblastic leukaemia. Br J Haematol. 2020；189：e231-4.

39) Gambacorti～Passerini C, Cortes J, Kantarjian H, et al. Bosutinib (SKI～606) shows high tolerability and clinical activity in patients with Philadelphia chromosome positive leukemias. Haematologica 2008；93：160 1.

40) Cortes JE, Kim DW, Pinilla-Ibarz J, et al. Ponatinib efficacy and safety in Philadelphia chromosome-positive leukemia：final 5-year results of the phase 2 PACE trial. Blood. 2018；132：393-404.

41) ブリナツモマブ医薬品インタビューフォーム．https://amn.astellas.jp/jp/di/list/blc/if_blc.pdf?filter=1.

42) イノツズマブ オゾガマイシン医薬品インタビューフォーム．https://pfizerpro.jp/documents/if/bes/bes01if.pdf.

43) Maude SL, Laetsch TW, Buechner J, et al. Tisagenlecleucel in Children and Young Adults with B-Cell Lymphoblastic Leukemia. N Engl J Med. 2018；378：439-48.

44) ネララビン医薬品インタビューフォーム．https://drs-net.novartis.co.jp/siteassets/common/pdf/arg/if/if_arg_201809.pdf.

45) クロファラビン医薬品インタビューフォーム．https://e-mr.sanofi.co.jp/-/media/EMS/Conditions/eMR/di/interview/evoltra.pdf.

46) Sasaki K, Jabbour EJ, Ravandi F, et al. Hyper-CVAD plus ponatinib versus hyper-CVAD plus dasatinib as frontline therapy for patients with Philadelphia chromosome-positive acute lymphoblastic leukemia：A propensity score analysis. Cancer. 2016；122：3650-6.

4 悪性リンパ腫における TLS リスク評価

1. TLS リスク分類

　悪性リンパ腫は緩徐に進行するものから急速に進行するものまで様々であり，WHO 分類 (2017)では 100 近い病理診断がある。TLS のリスク分類も病理診断により区別されている。2008 年の TLS ガイドライン[1]では，低悪性度リンパ腫をはじめとする緩徐進行型リンパ腫は低リスク 疾患，びまん性リンパ腫などの急速に腫瘍が増大するものを中間リスク疾患，極めて増殖の速い バーキットリンパ腫とリンパ芽球性リンパ腫は高リスク疾患に分類された。2010 年の TLS panel consensus[2]ではさらに詳細に分類されている（**図 1**）。これは病理診断によるリスク分類を基本と し，腫瘍量を加味して最終的にリスクを決定するもので，腫瘍量の指標として臨床病期（進行期 または限局期）と LDH 値（びまん性大細胞型 B 細胞リンパ腫では基準値上限を超える，バーキッ トリンパ腫では基準値上限の 2 倍以上）が採用されている。濾胞性リンパ腫，MALT リンパ腫， マントル細胞リンパ腫，皮膚 T 細胞リンパ腫は低リスク疾患に分類されている。しかし，これら の疾患が TLS のリスクが低いことを示しているエビデンスはない[3]。びまん性大細胞型 B 細胞リ ンパ腫および末梢性 T 細胞リンパ腫などは LDH が正常範囲内であれば低リスク疾患，正常を超 えても bulky 病変（腫瘍径＞10 cm）が存在しなければ中間リスク疾患，正常を超えて bulky 病 変が存在すれば高リスク疾患に分類される。バーキットリンパ腫とリンパ芽球性リンパ腫は限局

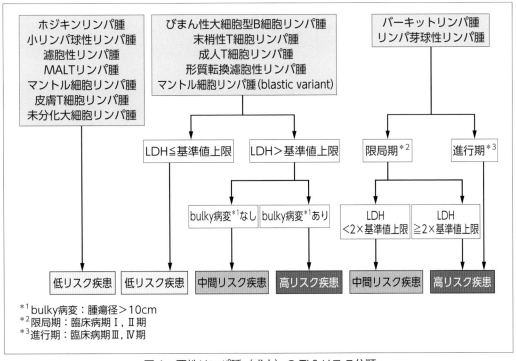

図 1　悪性リンパ腫（成人）の TLS リスク分類

期と進行期に分けて分類されている[4-8]。限局期でありLDHが基準値上限の2倍未満であれば中間リスク疾患であるが，2倍以上であれば高リスク疾患とされる。進行期（白血病と診断された症例も含む）はすべて高リスク疾患である。バーキットリンパ腫においてはTLS合併の検討は多くなされているが，その他の病型のリンパ腫ではエビデンスが少なく，エキスパートオピニオンによる分類となっている。このように分類された各リスク疾患は腎機能障害や病変の腎浸潤の有無，検査値異常によって調整される。低，中間リスク疾患では腎障害（クレアチニン上昇，腎浸潤）がある場合はリスクを一段上げて評価する。ただし，中間リスク疾患の場合，腎機能が正常であっても，尿酸値，リン値，カリウム値が正常を上回っている場合は，高リスク疾患と評価する。また，分子標的療法によるTLSの報告も散見されており注意を要する[9,10]。

［文献］

1) Coiffier B, Altman A, Pui CH, et al, Cairo MS. Guidelines for the management of pediatric and adult tumor lysis syndrome：an evidence-based review. J Clin Oncol. 2008；26：2767-78.
2) Cairo MS, Coiffier B, Reiter A, et al. Recommendations for the evaluation of risk and prophylaxis of tumour lysis syndrome (TLS) in adults and children with malignant diseases：an expert TLS panel consensus. Br J Haematol. 2010；149：578-86.
3) Boccia RV, Longo DL, Lieber ML, et al. Multiple recurrences of acute tumor lysis syndrome in an indolent non-Hodgkin's lymphoma. Cancer. 1985；56：2295-7.
4) Arseneau JC, Canellos GP, Banks PM, et al. American Burkitt's lymphoma：a clinicopathologic study of 30 cases. I. Clinical factors relating to prolonged survival. Am J Med. 1975；58：314-21.
5) Choi KA, Lee JE, Kim YG, et al. Efficacy of continuous venovenous hemofiltration with chemotherapy in patients with Burkitt lymphoma and leukemia at high risk of tumor lysis syndrome. Ann Hematol. 2009；88：639-45.
6) Annemans L, Moeremans K, Lamotte M, et al. Incidence, medical resource utilisation and costs of hyperuricemia and tumour lysis syndrome in patients with acute leukaemia and non-Hodgkin's lymphoma in four European countries. Leukemia & lymphoma. 2003；44：77-83.
7) Cohen LF, Balow JE, Magrath IT, et al. Acute tumor lysis syndrome. A review of 37 patients with Burkitt's lymphoma. Am J Med. 1980；68：486-91
8) Wossmann W, Schrappe M, Meyer U, et al. Incidence of tumor lysis syndrome in children with advanced stage Burkitt's lymphoma/leukemia before and after introduction of prophylactic use of urate oxidase. Ann Hematol. 2003；82：160-5.
9) Jones GL, Will A, Jackson GH, Webb NJ, Rule S, British Committee for Standards in H. Guidelines for the management of tumour lysis syndrome in adults and children with haematological malignancies on behalf of the British Committee for Standards in Haematology. Br J Haematol. 2015；169 (5)：661-71.
10) Salles G, Morschhauser F, Lamy T, Milpied N, Thieblemont C, Tilly H, et al. Phase 1 study results of the type Ⅱ glycoengineered humanized anti-CD20 monoclonal antibody obinutuzumab (GA101) in B-cell lymphoma patients. Blood. 2012；119 (22)：5126-32.

5 小児科領域における TLS リスク評価

　高い細胞増殖能，巨大な腫瘍量，広範な播種，高い化学療法感受性は小児がんにおいてしばしばみられる特徴であるが，これらのために，TLS は小児がん患者において頻繁に認められる。頻回に認められる腫瘍としては，バーキットリンパ腫，リンパ芽球性リンパ腫，B 細胞型 ALL，白血球増多症と広範な髄外病変を持つ T 細胞型 ALL などが挙げられる[1-3]。小児の非ホジキンリンパ腫 1,791 例の解析では，78 例（4.4％）に TLS を合併し，42 例（2.3％）に乏尿または無尿を認めた。なかでもバーキットリンパ腫，B 細胞型 ALL 患者 790 例においては TLS が 8.4％，無尿が4.4％と高頻度で認められ，特に B 細胞型 ALL では TLS が 26.4％，無尿が 14.1％と非常に高頻度であった。バーキットリンパ腫および B 細胞型 ALL 790 例の解析では，腫瘍量を LDH により分類し，TLS 発症のリスク分類に利用できることが示され，LDH＜500 U/L では TLS 発症率 1.2％，LDH 500〜1,000 U/L では 12.7％，LDH＞1,000 U/L では 19.1％であった[4]。また，治療開始前の腎機能障害や腎浸潤は小児においても TLS 高リスクの因子となる[5,6]。

　以下に小児科領域における各腫瘍の TLS リスク分類を Cairo らによる報告[7]に基づいて紹介する。

1. 固形腫瘍におけるリスク分類[8,9]（67 頁 付録 2 参照）

　固形腫瘍は基本的に低リスク疾患に分類されるが，一部例外がある。

　神経芽腫[10-12]，胚細胞腫瘍[12-15]，髄芽腫[8,12,16]は化学療法感受性が高いこと，時に bulky 腫瘍（＞10 cm）として見つかることから中間リスク疾患に分類される。

　成人固形腫瘍の項も参照されたい（11 頁 Ⅳ 各疾患における TLS リスク評価 **1** 固形腫瘍におけるリスク評価 参照）。

　神経芽腫においては LDH 高値，MYCN（v-myc myelocytomatosis viral related oncogene, neuroblastoma derived）増幅，肝腫大などがリスク因子として挙げられている[11]。

　症例報告レベルでは横紋筋肉腫患者，肝芽腫患者，そして成人症例では化学療法剤による動脈塞栓療法[17]における TLS 発症も報告されているが，極めて稀である。

　成人においてはラジオ波治療に TLS が合併したという報告があるが，小児再発固形腫瘍に対する第Ⅰ相試験の報告では，TLS の合併はなかった[18]。

　PubMed にて 'tumo（u）r lysis syndrome' AND 'limit "all children（0-18 yrs）"' のキーワードで検索し，15 歳未満の固形腫瘍症例を抽出したところ，良性腫瘍を含む 21 例の報告があった。

　骨肉腫，ユーイング肉腫，ウィルムス腫瘍，網膜芽細胞腫，平滑筋肉腫での TLS 合併は報告がない。

2. 白血病におけるリスク分類

　成人同様の分類となる。詳細は成人白血病の項を参照されたい（21 頁 Ⅳ 各疾患における TLS

リスク評価 **3** 白血病における TLS リスク評価 参照)。

　ダウン症児でしばしば出生時に認められる一過性骨髄異常増殖症（transient abnormal myelo-poiesis：TAM）は，多くの場合は自然消退するが，一方で TLS を合併したという症例報告もある[19,20]。

　他に稀な造血器腫瘍における TLS 報告について付録 3（67 頁参照）にまとめた。

3. リンパ腫におけるリスク分類

　リンパ腫は病理組織型によりリスク分類される。多くの病理組織型は成人と同様のリスク分類であり，成人リンパ腫の項を参照されたい（29 頁 Ⅳ 各疾患における TLS リスク評価 **4** 悪性リンパ腫におけるリスク評価 参照）。

　成人と異なるリスク分類となる病理組織型を**図 1**[7]に示す。

　未分化大細胞リンパ腫は，臨床病期Ⅰ/Ⅱ期の場合は低リスク疾患，臨床病期Ⅲ/Ⅳ期の場合は中間リスク疾患となる。

　びまん性大細胞型 B 細胞リンパ腫，末梢性 T 細胞リンパ腫，成人 T 細胞リンパ腫，形質転換濾胞性リンパ腫，マントル細胞リンパ腫（blastic variant）は，臨床病期Ⅰ/Ⅱ期は低リスク疾患，

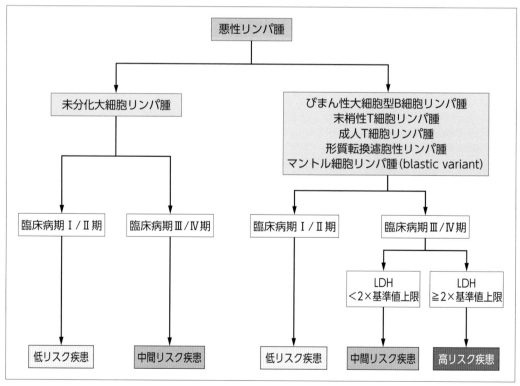

（文献 7 を改変）

図 1　悪性リンパ腫の TLS リスク分類（成人とは異なるリスク分類をされるのもの）

臨床病期Ⅲ/Ⅳ期かつ LDH＜2×基準値上限は中間リスク疾患，臨床病期Ⅲ/Ⅳ期かつ LDH≧2×基準値上限は高リスク疾患となる。

他に稀な造血器腫瘍における TLS 報告について付録 3（67 頁参照）にまとめた。

4. 腎障害，腎浸潤によるリスク変更

成人と同様の対応になるので，成人の項を参照されたい（10 頁 Ⅲ TLS リスク評価の流れ：**図 2**参照）。

「腎障害あり」かつ/または「腎浸潤あり」の場合，白血病および悪性リンパ腫は低リスク疾患→中間リスク，中間リスク疾患→高リスクへ一段階ずつリスクを上げる。

「腎機能正常」かつ尿酸，リン，カリウムいずれかが基準値上限を超えている場合，白血病および悪性リンパ腫の中間リスク疾患→高リスクへリスクを上げる。

TLS panel consensus では固形腫瘍の場合，腎機能によるリスク変更は提唱されていないが，腹部巨大腫瘍で腎動脈の狭窄や尿路系の狭窄をきたしている場合，白血病および悪性リンパ腫と同様にリスク変更を考慮しても良いと考える。

5. 分子標的治療薬，免疫制御薬等の新規治療薬に伴う TLS

2005 年に慢性骨髄性白血病に発現する異常蛋白質 Bcr-Abl に対する分子標的治療薬イマチニブが上市されてから，それまでの抗がん薬とは異なる作用機序を持つ分子標的治療薬が市販されている。また，2014 年に免疫チェックポイント阻害薬であるニボルマブ，2019 年に CAR-T 細胞療法が臨床応用されるようになり，これら新規がん治療に伴う TLS 発症も少しずつ報告されるようになってきたため概要を付録 4 にまとめる[21]（69 頁参照）。免疫チェックポイント阻害薬については抗 PD-1 抗体であるニボルマブ，ペムブロリズマブには添付文書上，TLS の記載はないが，抗 CTLA-4 抗体のイピリムマブでは既治療切除不能ステージⅢあるいはⅣ悪性黒色腫患者を対象とした海外臨床試験（MDX010-20 試験）において 131 名中 1 名でグレード 4 の TLS の合併が報告されている[22]。

6. 小児におけるフェブキソスタットの使用について

抗尿酸血症治療薬である，アロプリノール，フェブキソスタットはいずれも厳密には小児適応を有していないが，単施設の前向き研究で Kishimoto 等はアロプリノール 300 mg/m²/日とフェブキソスタット 10 mg/日を 5～15 歳の Laboratory, Clinical TLS の基準を満たしていない小児造血器腫瘍患者に投与したところ，フェブキソスタット群の患者で有意に投与 2 日目の血清尿酸値の低下［4.5±2.8 mg/dL 対 6.6±3.8 mg/dL（p＜0.001）］と，尿中尿酸/クレアチニン比の減少［0.51±0.26 対 0.98±0.85（p＝0.010）］を認めたと報告している[23]。

7. 小児におけるラスブリカーゼ適正投与について

ラスブリカーゼは保険診療上最大 7 日間まで投与が認められ，原則再投与が認められていないが，Yu 等のメタ解析によると成人においては 6 mg/回単回投与（尿酸値 12 mg/dL 未満では 3 も

しくは 4.5 mg/回単回投与）で TLS は安全に管理でき，小児においては 1.5 mg/回単回もしくは 0.15 mg/kg/回単回投与で十分であると報告されている[24]。また Syrimi 等も，ラスブリカーゼ単回投与でも連日適切に血清尿酸値及び腎機能評価を行えば，高腫瘍量の小児がん患者においても臨床的に TLS 予防に有効であると報告している[25]。

　以上を踏まえて，2015 年に British Committee for Standards in Hematology が発表したガイドラインでは，「Laboratory もしくは Clinical TLS ではない大多数の TLS 高リスク小児造血器腫瘍患者では，TLS はラスブリカーゼ 0.2 mg/kg 単回投与で十分である。その場合，Laboratory もしくは Clinical TLS に関する厳密なモニタリングの継続が重要である（グレード 2C）。もう一つのオプションとしてラスブリカーゼ 3 mg/単回投与も有効であると考えられ，現状一つの推奨に確定することは困難である。」と記載されている[26]。

［文献］

1) Altman A：Acute tumor lysis syndrome. Semin Oncol 28：3-8, 2001
2) Cohen LF, Balow JE, Magrath IT, et al：Acute tumor lysis syndrome. A review of 37 patients with Burkitt's lymphoma. Am J Med. 1980；68：486-91.
3) Hande KR, Garrow GC：Acute tumor lysis syndrome in patients with high-grade non-Hodgkin's lymphoma. Am J Med. 1993；94：133-9.
4) Wossmann W, Schrappe M, Meyer U, et al：Incidence of tumor lysis syndrome in children with advanced stage Burkitt's lymphoma/leukemia before and after introduction of prophylactic use of urate oxidase. Ann Hematol. 2003；82：160-5.
5) Locatelli F, Rossi F：Incidence and pathogenesis of tumor lysis syndrome. Contrib Nephrol. 2005；147：61-8.
6) Stapleton FB, Strother DR, Roy S, 3rd, et al：Acute renal failure at onset of therapy for advanced stage Burkitt lymphoma and B cell acute lymphoblastic lymphoma. Pediatrics. 1988；82：863-9.
7) Cairo MS, Coiffier B, Reiter A, et al：Recommendations for the evaluation of risk and prophylaxis of tumour lysis syndrome (TLS) in adults and children with malignant diseases：an expert TLS panel consensus. Br J Haematol. 2010；149：578-86.
8) Baeksgaard L, Sorensen JB：Acute tumor lysis syndrome in solid tumors――a case report and review of the literature. Cancer Chemother Pharmacol. 2003；51：187-92.
9) Gemici C：Tumour lysis syndrome in solid tumours. Clin Oncol (R Coll Radiol). 2006；18：773-80.
10) Hain RD, Rayner L, Weitzman S, et al：Acute tumour lysis syndrome complicating treatment of stage IVS neuroblastoma in infants under six months old. Med Pediatr Oncol. 1994；23：136-9.
11) Kushner BH, LaQuaglia MP, Modak S, et al：Tumor lysis syndrome, neuroblastoma, and correlation between serum lactate dehydrogenase levels and MYCN―amplification. Med Pediatr Oncol, 2003；41：80-2.
12) Pession A, Melchionda F, Castellini C：Pitfalls, prevention, and treatment of hyperuricemia during tumor lysis syndrome in the era of rasburicase (recombinant urate oxidase). Biologics, 2008；2：129-41.
13) Barton JC：Tumor lysis syndrome in nonhematopoietic neoplasms. Cancer. 1989；64：738-40.
14) Blanke CD, Hemmer MP, Witte RS：Acute tumor lysis syndrome with choriocarcinoma. South Med J. 2000；93：916-9.
15) Pentheroudakis G, O'Neill VJ, Vasey P, et al：Spontaneous acute tumour lysis syndrome in patients with metastatic germ cell tumours. Report of two cases. Support Care Cancer. 2001；9：554-7.
16) Tomlinson GC, Solberg LA, Jr.：Acute tumor lysis syndrome with metastatic medulloblastoma. A case report. Cancer. 1984；53：1783-5.

17）Hsieh PM, Hung KC, Chen YS：Tumor lysis syndrome after transarterial chemoembolization of hepatocellular carcinoma：case reports and literature review. World J Gastroenterol. 2009；15：4726-8.

18）Hoffer FA, Daw NC, Xiong X, et al：A phase 1/pilot study of radiofrequency ablation for the treatment of recurrent pediatric solid tumors. Cancer. 2009；115：1328-37.

19）Abe Y, Mizuno K, Horie H, et al：Transient abnormal myelopoiesis complicated by tumor lysis syndrome. Pediatr Int. 2006；48：489-92.

20）Kato K, Matsui K, Hoshino M, et al：Tumor cell lysis syndrome resulting from transient abnormal myelopoiesis in a neonate with Down's syndrome. Pediatr Int. 2001；43：84-6.

21）Howard SC, Trifilio S, Gregory TK, et al. Tumor lysis syndrome in the era of novel and targeted agents in patients with hematologic malignancies：a systematic review. Ann Hematol. 2016；95（4）：563-73.

22）Masson Regnault M, Ofaiche J, Boulinguez S, et al. Tumour lysis syndrome：an unexpected adverse event associated with ipilimumab. J Eur Acad Dermatol Venereol. 2017；31（2）：e73-e74.

23）Kishimoto K, Kobayashi R, Hori D, et al. Febuxostat as a Prophylaxis for Tumor Lysis Syndrome in Children with Hematological Malignancies. Anticancer Res. 2017；37（10）：5845-9.

24）Yu X, Liu L, Nie X, et al. The optimal single-dose regimen of rasburicase for management of tumour lysis syndrome in children and adults：a systematic review and meta-analysis. J Clin Pharm Ther. 2017；42（1）：18-26.

25）Syrimi E, Gunasekera S, Norton A, et al. Single dose Rasburicase is a clinically effective pharmaco-economic approach for preventing tumour lysis syndrome in children with high tumour burden. Br J Haematol. 2018；181（5）：696-8.

26）Jones GL, Will A, Jackson GH, et al：British Committee for Standards in Haematology. Guidelines for the management of tumour lysis syndrome in adults and children with haematological malignancies on behalf of the British Committee for Standards in Haematology. Br J Haematol. 2015 Jun；169（5）：661-71.

Ⅴ　TLS の予防と治療

1　TLS の治療法

　TLS は，発症予防が最も重要である。しかし，治療開始前に既に高尿酸血症や腎機能障害をきたしている例や，TLS の予防実施中にもかかわらず TLS を発症した症例に対しては，多角的な治療を行う必要がある。TLS の治療については，いくつかの指針あるいは総説が発表されている[1-6]。ただし，個々の治療内容については，基本的な事項も多く，臨床試験などの裏付けが得られていないことも指摘されている[7]。このような現状を踏まえつつ，最近の総説・指針をもとに TLS の治療法についてまとめた[1-6]。

1．大量補液
　大量補液は，血管内ボリュームを増大し，腎血流量と糸球体濾過量を増加させる。その結果，アシドーシスと乏尿を改善し，尿酸やリンの尿中への排泄は増加する[8,9]。
　補液量としては，一般に 3,000 mL/m²/24 時間以上（体重≦10 kg の場合：200 mL/kg/日）が推奨され，尿量を 100 mL/m²/時以上（体重≦10 kg の場合：4〜6 mL/kg/時），尿比重≦1.010 を保つことを目標とする。
　補液剤としては，生理食塩水もしくは 0.45% 食塩水などのカリウムおよびリン酸を含まない製剤を用いる。

2．利尿剤
　尿量が維持できない場合には利尿剤を使用する。ただし，脱水・腫瘍による尿路閉塞の有無をあらかじめ評価しておく必要がある。利尿剤としては，一般的にはループ利尿剤（フロセミド）もしくはマンニトールが用いられる。

3．尿のアルカリ化の是非
　従来は尿酸の尿中への排出を促進することを目的として尿のアルカリ化を行うことが一般的であったが，現在では TLS の治療における尿のアルカリ化は推奨されない（43 頁 **CQ1** 参照）。

4．高尿酸血症の治療
　高尿酸血症の治療には，尿酸生成阻害薬であるフェブキソスタット，アロプリノールと，尿酸分解酵素薬であるラスブリカーゼの 3 剤を選択することができる。

①フェブキソスタット

　フェブキソスタットは非プリン型のキサンチンオキシダーゼ阻害薬である。後述のアロプリノール同様，尿酸生成阻害薬であり，既に生成されている尿酸を低下させる作用を持たないため，化学療法開始 24-48 時間前に投与を開始する必要がある。

　高尿酸血症を伴う痛風症例を対象とした臨床試験においてアロプリノールと比べ，1 日 1 回投与で優れた尿酸低下作用を持つことが確認されている[10]。また，腎で代謝されることが少ないために軽度～中等度の腎機能障害時でも用量調節が不要で安全性が高いことが指摘されている[11]。このため，TLS の治療においてもその効果が期待され[12]，TLS 予防を目的とした TLS の中間，高リスクの造血器腫瘍患者を対象とした臨床試験[21]が実施され，化学療法開始 2 日前より開始 5 日までの尿酸値 AUC はアロプリノール投与群と比較し，フェブキソスタット投与群において有意に低下していることが示された。血清クレアチニン値，Laboratory TLS や Clinical TLS の発生頻度に関しては有意差が認められなかった。本邦においても固形腫瘍も含む悪性腫瘍に対する TLS 予防を目的としたフェブキソスタットとアロプリノールを比較した臨床試験が実施され，フェブキソスタットのアロプリノールに対する非劣勢が示された[22]。そのため，現在本邦ではがん化学療法に伴う高尿酸血症に対しフェブキソスタットは保険承認されている。

　また，メルカプトプリン水和物（6-MP，ロイケリン®），アザチオプリン（イムラン®）は併用禁忌となっているので注意を要する。

②アロプリノール

　アロプリノールは，キサンチンオキシダーゼ阻害作用により尿酸の生成を抑制する。尿酸の前駆体であるキサンチンやヒポキサンチンの濃度を上昇させるため，キサンチンの析出によるキサンチン腎症を発症する可能性がある。薬物相互作用としてはメルカプトプリン水和物（6-MP，ロイケリン®），アザチオプリン（イムラン®），ビダラビン，キサンチン系薬などの代謝を阻害するために，これらの薬剤の用量調節が必要となる。なお，TLS に対する保険適応はない。

③ラスブリカーゼ

　ラスブリカーゼは遺伝子組み換え型尿酸オキシダーゼ（urate oxydase）であり，尿酸をアラントインに代謝する。この代謝は速やかであり，生成物のアラントインの尿中溶解度は尿酸と比較し極めて高く，血中尿酸濃度は急速に低下する。化学療法に伴う高尿酸血症に対する保険適応を有する。0.2 mg/kg 最大 7 日間の投与が本邦では承認されているが，欧米の meta-analysis 等によると，TLS リスクの高い症例の一部では単回投与では尿酸値のコントロールが不十分である可能性があるが，連日適切に血清尿酸値および腎機能評価を行い必要に応じてラスブリカーゼの追加投与を行うことで，ラスブリカーゼ単回投与でも臨床的に TLS 予防に有効であると報告されている[23-25]。

　以上を踏まえて，2015 年に British Committee for Standards in Hematology が発表したガイドラインでは，「Laboratory もしくは Clinical TLS の診断基準に該当していない TLS 高リスク造血器腫瘍患者においては，成人ではラスブリカーゼ 3 mg/単回投与，小児ではラスブリカーゼ 0.2 mg/kg 単回投与（あるいは 3 mg/単回投与）とその後の Laboratory もしくは Clinical TLS に関する厳密なモニタリングの継続により大多数の患者は TLS を予防できる（グレード 2C）」と記載されている[26]。

酵素製剤であるため，投与時の過敏反応には注意が必要である。また抗体産生の報告があり，再投与は認められていない。処方時の使用歴確認，他院紹介時の使用歴の明記・伝達が必要である。Glucose-6-phosphate dehydrogenase deficiency（G6PD 欠損症）症例への投与も禁忌である。

ラスブリカーゼ使用時，尿酸測定用の検体を採取後室温に放置すると，尿酸の分解が試験管内で進行し，見かけ上の尿酸値が低くなる。血液検体をあらかじめ冷却した試験管に入れ，氷浴等で速やかに低温状態にした上で保存し，採血後 4 時間以内に測定する必要がある。

5. 高リン血症と低カルシウム血症の治療

高リン血症は尿細管へのリン酸カルシウムの沈着を促し，急性腎障害の要因となる。ラスブリカーゼにより高尿酸血症の十分なコントロールが可能となった現在，TLS による腎機能障害の最も大きな要因として注目されている。早急な是正が必要な場合は，腎機能代行療法が考慮される（表 1）[1]。

低カルシウム血症は，時に致命的な不整脈，神経筋の過敏性をきたす。しかし，血清リン値をコントロールすると低カルシウム血症の予防になるため，無症候である場合には特別な是正は必要としない。テタニーや痙攣などの症候を伴う場合には，症状を緩和する最小限量のカルシウム（例：グルコン酸カルシウム 50〜100 mg/kg 緩徐に静注）を投与する。しかし，過剰なカルシウムはリン酸カルシウムを形成し，血清リンと血清カルシウムの積が 60 mg^2/dL^{2}になると結晶化し，腎障害，不整脈の原因となる[4]（表 1）。

6. 高カリウム血症の治療

高カリウム血症については，カリウム値に応じてポリスチレンスルホン酸ナトリウム投与，グ

表 1　TLS の治療法[1]

高リン血症管理	
中等度〔≧2.1 mmol/L（6.5 mg/dL）〕	リン酸静注を中止 リン酸結合剤（水酸化アルミニウム，炭酸カルシウムなど）投与
高度	腎機能代行療法（CAVH，CVVH，CAVHD，CVVHD）
低カルシウム血症〔≦1.75 mmol/L（7.0 mg/dL）〕管理	
無症候性	無治療
症候性	グルコン酸カルシウム 50〜100 mg/kg を心電図モニタリングしながら緩徐に静注
高カリウム血症管理	
中等度（≧6.0 mmol/L）かつ無症候性	カリウム投与中止（静注，経口） 心電図モニタリング ポリスチレンスルホン酸ナトリウム
高度（≧7.0 mmol/L）かつ/または症候性	上記に加え， 致死的不整脈に対してはグルコン酸カルシウム 100〜200 mg/kg を緩徐に静注 GI 療法〔レギュラーインスリン（0.1 U/kg）＋25％ブドウ糖（2 mL/kg）静注〕 重炭酸ナトリウム（1〜2 mEq/kg 静注） 　細胞内へのカリウムの取り込みを誘導する 　ただし，カルシウムと同一ルートからの投与不可 腎機能代行療法

ルコース・インスリン療法（GI 療法）などが検討される（**表 1**）[1]。TLS では急激にカリウム値が変化するため，TLS 発症患者，急性腎障害患者では 4〜6 時間毎のカリウム測定，心電図モニタリングを行い，ただちに透析などの腎機能代行療法を開始できる体制を整えておくことが重要である（**表 1**）[1]。

7. 腎機能代行療法

腎機能代行療法の早期導入は，TLS に伴うプリン代謝産物の除去，高リン血症，高カリウム血症，低カルシウム血症の改善目的で推奨されている[19]。酸塩基不均衡の是正，大量補液による容量負荷の軽減目的でも腎機能代行療法の適応がある。腎機能代行療法導入のタイミングについての明確なコンセンサスはないが，TLS では腫瘍細胞崩壊により急速にカリウムが放出されるため，通常の腎不全よりは低い基準で導入されることが一般的である。また，高齢や合併疾患（糖尿病や高血圧症など）のために腎機能が低下している症例では，より早期の腎機能代行療法の導入を検討すべきである。

リンの除去については，通常の透析より持続的血液濾過透析が優れているとする報告がある[20]。また，通常の透析に比べ，持続的血液濾過透析では循環動態への影響が少ないと考えられている。

2 TLS[2-4] 予防・治療の実際

1. リスク別推奨 TLS 予防処置

これまでのエビデンスの多くは尿酸抑制，Laboratory TLS を評価項目とした臨床試験に基づいており，Laboratory TLS が予防されれば Clinical TLS が予防されることが期待される。以下に各リスク別の TLS 予防処置について，これまでの報告[1-4,6]を参考にまとめた。

＜低リスク＞

①TLS およびその合併症発症について治療開始後，最終の化学療法薬投与 24 時間後まで 1 日 1 回モニタリング

・血清検査項目：尿酸，リン，カリウム，クレアチニン，カルシウム，LDH

・水分 In/Out 量

②通常量の補液

③高尿酸血症に対する予防投与は不要

・ただし，尿酸値上昇傾向がある場合，巨大腫瘍，かつ/または進行病期，かつ/または増殖の強い腫瘍の場合にはフェブキソスタット，アロプリノールの投与が推奨される。

＜中間リスク＞

①TLS およびその合併症発症について治療開始後，最終の化学療法薬投与 24 時間後まで 8〜12 時間毎にモニタリング（項目は，低リスク参照）

②大量補液（2,500〜3,000 mL/m²/日，（体重≦10 kg：200 mL/kg/日））

③フェブキソスタットの投与（1日1回60 mg）あるいはアロプリノールの投与（300 mg/m²/日（10 mg/kg/日）分3内服）

　・化学療法の1〜2日前から開始し，臨床症状及び血中尿酸値を確認しながら，化学療法開始5日目まで投与する。なお，患者の状態に応じ投与期間を延長，終了後3〜7日目まで継続することも考慮する。

④ラスブリカーゼ投与

　・コンセンサスはないが，フェブキソスタット，アロプリノールによる予防にも関わらず尿酸値が持続的に上昇する場合，診断時すでに高尿酸血症が認められる場合にはラスブリカーゼ投与を考慮する。

⑤アルカリ化は不要

　・代謝性アシドーシスがある場合は，炭酸水素ナトリウム投与を考慮する。

＜高リスク＞

①ICU もしくはそれに準じた環境での治療が望ましい。

②TLS およびその合併症発症について治療開始後，最終の化学療法薬投与24時間後まで頻回に（4〜6時間毎）モニタリング（項目は，低リスク参照）

　・心電図モニタリングも行う。
　　治療開始後2日間にTLSが発症しない場合は，ほぼTLSは回避できていると考えられる。

③大量補液（2,500〜3,000 mL/m²/日，（体重≦10 kg：200 mL/kg/日））

④ラスブリカーゼ（0.1〜0.2 mg/kg/回）を投与，臨床的に必要であれば繰り返す。（承認用法および用量は，0.2 mg/kg を1日1回，最大7日間）

　・G6PD 欠損症患者に対しラスブリカーゼは禁忌である。その際はフェブキソスタットあるいはアロプリノールを投与する。

　・高リスク群における高尿酸血症の管理は，減弱した化学療法など急激な腫瘍崩壊が起こらないような治療を計画している場合，尿酸生成阻害薬による管理で十分行える場合もあり，治療計画と総合して使用する薬剤を選択することも可能である。

⑤アルカリ化は不要

　・代謝性アシドーシスがある場合は，炭酸水素ナトリウム投与を考慮する。

⑥高カリウム血症かつ/または高リン血症に対する管理を各施設基準またはTLS の治療法（38頁 本項：表1参照）に基づいて施行する。

⑦腫瘍量軽減のための治療の考慮

　例：小児ALLでのステロイド先行投与，B細胞性非ホジキンリンパ腫やバーキットリンパ腫における低用量シクロホスファミド，ステロイド，ビンクリスチン先行投与など。

⑧Hyperleukocytosisを認める場合には，Leukocytapheresis/Exchange transfusion[18)]を考慮（50頁 CQ7参照）

2. TLS の治療について

Laboratory TLS と Clinical TLS の治療内容は同様であり，以下に TLS 治療についてこれまでの報告[1-4,6)]を参考にまとめた。

①ICU もしくはそれに準じた環境での治療が望ましい。

②TLS およびその合併症発症について治療開始後，最終の化学療法薬投与24 時間後まで頻回に（4～6 時間毎）モニタリング

- ・血清検査項目：尿酸，リン，カリウム，クレアチニン，カルシウム，LDH
- ・水分 In/Out 量
- ・心電図モニタリング

③大量補液（2,500～3,000 mL/m^2/日，（体重≦10 kg：200 mL/kg/日））

④ラスブリカーゼ（0.1～0.2 mg/kg/回）を投与，臨床的に必要であれば繰り返す。（承認用法および用量は，0.2 mg/kg を 1 日 1 回，最大 7 日間）

- ・G6PD 欠損症患者に対しラスブリカーゼは禁忌である。その際は代替療法としてフェブキソスタットあるいはアロプリノールを投与する。

⑤高カリウム血症かつ/または高リン血症に対する管理を各施設基準または TLS の治療法（38頁 本項：表 1 参照）に則り開始。

⑥腎機能代行療法

- ・TLS による腎機能代行療法導入基準：持続する高カリウム血症，重症代謝性アシドーシス，利尿剤に反応しない容量負荷，心外膜炎や脳症など尿毒症症状出現時
- ・「予防的」腎機能代行療法導入基準：重篤で進行性の高リン血症〔＞1.95 mmol/L（6 mg/dL）〕，重篤な症候性低カルシウム血症

⑦腫瘍量軽減のための治療の考慮

例：小児 ALL でのステロイド先行投与，B 細胞性非ホジキンリンパ腫やバーキットリンパ腫における低用量シクロホスファミド，ステロイド，ビンクリスチン先行投与など。

⑧Hyperleukocytosis を認める場合には Leukocytapheresis/Exchange transfusion[18)]を考慮（50 頁 CQ7 参照）

［文献］

1) Cairo MS, Bishop M：Tumour lysis syndrome：new therapeutic strategies and classification. Br J Haematol. 2004；127：3-11.
2) Cairo MS, Coiffier B, Reiter A, et al：Recommendations for the evaluation of risk and prophylaxis of tumour lysis syndrome（TLS）in adults and children with malignant diseases：an expert TLS panel consensus. Br J Haematol. 2010；149：578-86.
3) Coiffier B, Altman A, Pui CH, et al：Guidelines for the management of pediatric and adult tumor lysis syndrome：an evidence-based review. J Clin Oncol. 2008；26：2767-78.
4) Howard SC, Jones DP, Pui CH：The tumor lysis syndrome. N Engl J Med. 2011；364：1844-54.
5) Mughal TI, Ejaz AA, Foringer JR, et al：An integrated clinical approach for the identification, prevention, and treatment of tumor lysis syndrome. Cancer Treat Rev. 2010；36：164-76.
6) Tosi P, Barosi G, Lazzaro C, et al：Consensus conference on the management of tumor lysis syndrome. Haematologica, 2008；93：1877-85.
7) Feusner JH, Ritchey AK, Cohn SL, et al：Management of tumor lysis syndrome：need for evidence-

based guidelines. J Clin Oncol. 2008；26：5657-8；author reply 5658-9.

8) Davidson MB, Thakkar S, Hix JK, et al：Pathophysiology, clinical consequences, and treatment of tumor lysis syndrome. Am J Med. 2004；116：546-54.

9) Rampello E, Fricia T, Malaguarnera M：The management of tumor lysis syndrome. Nat Clin Pract Oncol. 2006；3：438-47.

10) Becker MA, Schumacher HR, Jr., Wortmann RL, et al：Febuxostat compared with allopurinol in patients with hyperuricemia and gout. N Engl J Med, 2005；353：2450-61.

11) Mayer MD, Khosravan R, Vernillet L, et al：Pharmacokinetics and pharmacodynamics of febuxostat, a new non-purine selective inhibitor of xanthine oxidase in subjects with renal impairment. Am J Ther. 2005；12：22-34.

12) Tiu RV, Mountantonakis SE, Dunbar AJ, et al：Tumor lysis syndrome. Semin Thromb Hemost. 2007；33：397-407.

13) Pui CH, Mahmoud HH, Wiley JM, et al：Recombinant urate oxidase for the prophylaxis or treatment of hyperuricemia in patients with leukemia or lymphoma. J Clin Oncol. 2001；19：697-704.

14) Coiffier B, Mounier N, Bologna S, et al：Efficacy and safety of rasburicase（recombinant urate oxidase）for the prevention and treatment of hyperuricemia during induction chemotherapy of aggressive non-Hodgkin's lymphoma：results of the GRAAL1（Groupe d'Etude des Lymphomes de l' Adulte Trial on Rasburicase Activity in Adult Lymphoma）study. J Clin Oncol. 2003；21：4402-6.

15) Goldman SC, Holcenberg JS, Finklestein JZ, et al：A randomized comparison between rasburicase and allopurinol in children with lymphoma or leukemia at high risk for tumor lysis. Blood. 2001；97：2998-3003.

16) Cortes J, Moore JO, Maziarz RT, et al：Control of plasma uric acid in adults at risk for tumor Lysis syndrome：efficacy and safety of rasburicase alone and rasburicase followed by allopurinol compared with allopurinol alone-results of a multicenter phase Ⅲ study. J Clin Oncol. 2010；28：4207-13.

17) Inaba H, Fan Y, Pounds S, et al：Clinical and biologic features and treatment outcome of children with newly diagnosed acute myeloid leukemia and hyperleukocytosis. Cancer. 2008；113：522-9.

18) Szczepiorkowski ZM, Winters JL, Bandarenko N, et al：Guidelines on the use of therapeutic apheresis in clinical practice-evidence-based approach from the Apheresis Applications Committee of the American Society for Apheresis. J Clin Apher. 2010；25：83-177.

19) Hsu HH, Chan YL, Huang CC：Acute spontaneous tumor lysis presenting with hyperuricemic acute renal failure：clinical features and therapeutic approach. J Nephrol. 2004；17：50-6.

20) Tan HK, Bellomo R, M'Pis DA, et al：Phosphatemic control during acute renal failure：intermittent hemodialysis versus continuous hemodiafiltration. Int J Artif Organs. 2001；24：186-91.

21) Spina M, Nagy Z, Ribera JM, et al；FLORENCE Study Group. FLORENCE：a randomized, double-blind, phase Ⅲ pivotal study of febuxostat versus allopurinol for the prevention of tumor lysis syndrome（TLS）in patients with hematologic malignancies at intermediate to high TLS risk. Ann Oncol. 2015；26（10）：2155-61.

22) Tamura K, Kawai Y, Kiguchi T, et al. Efficacy and safety of febuxostat for prevention of tumor lysis syndrome in patients with malignant tumors receiving chemotherapy：a phase Ⅲ, randomized, multi-center trial comparing febuxostat and allopurinol. Int J Clin Oncol. 2016；21（5）：996-1003.

23) Yu X, Liu L, Nie X, et al. The optimal single-dose regimen of rasburicase for management of tumour lysis syndrome in children and adults：a systematic review and meta-analysis. J Clin Pharm Ther. 2017；42：18-26.

24) Syrimi E, Gunasekera S, Norton A, et al. Single dose Rasburicase is a clinically effective pharmaco-economic approach for preventing tumour lysis syndrome in children with high tumour burden. Br J Haematol. 2018；181：696-8.

25) Feng X, Dong K, Pham D, et al. Efficacy and cost of single-dose rasburicase in prevention and treatment of adult tumour lysis syndrome：a meta-analysis. J Clin Pharm Ther. 2013；38：301-8.

26) Gail L Jones GL, Will A, Jackson GH, et al. Guidelines for the management of tumour lysis syndrome in adults and children with haematological malignancies on behalf of the British Committee for Standards in Haematology. Br J Haematol. 2015；169：661-71.

VI Clinical Question

CQ 1 TLS 予防のために尿のアルカリ化は必要か

A TLS 予防において尿のアルカリ化は推奨されない。
（エビデンスレベルV，推奨グレードD）

解説

　高尿酸血症は TLS の重要な病態である。尿酸は水溶性が低いため，大量の尿酸が血中に放出された場合，腎排泄過程において腎臓の尿細管で尿酸結晶が析出し，腎機能障害が発生する。尿酸は高い pH で水溶性が向上するため，尿のアルカリ化により腎尿細管での尿酸結晶析出の低減が期待されるが，TLS 予防における尿アルカリ化の有用性を示すエビデンスはない。尿のアルカリ化には重炭酸ナトリウムの投与が唯一の方法であり，重炭酸ナトリウム投与による Na 過負荷による循環器系への影響を考慮しなければならない。さらに，TLS では高リン血症を伴っていることが多く，尿アルカリ化によりリン酸カルシウム結晶の析出が亢進し腎障害を起こすことがあるので注意が必要である。以上より，TLS 予防目的での尿のアルカリ化は推奨されない[1]。

[文献]
1) Jones GL, Will A, Jackson GH, Webb NJ, Rule S, British Committee for Standards in H. Guidelines for the management of tumour lysis syndrome in adults and children with haematological malignancies on behalf of the British Committee for Standards in Haematology. Br J Haematol. 2015；169（5）：661-71.

CQ 2 TLS の管理における血清リン値の評価は必要か

A リン値は TLS の診断基準の評価項目であり，Clinical TLS 発症のリスク因子である。頻回のモニタリングと適切な対処が必要である。（エビデンスレベルⅢ，推奨グレード B）

解説

　Laboratory TLS は，①尿酸値，②カリウム値，③リン値のいずれか 2 つ以上が化学療法開始 3 日前から開始 7 日後までに起こった場合と定義される。低カルシウム血症は高リン血症による付随現象であることから，2010 年に改訂された診断規準からは Laboratory TLS の低カルシウム血症が削除されている（TLS panel consensus）[1]。Laboratory TLS に加え腎機能障害（クレアチニン値の上昇），不整脈，痙攣といった臨床症状が加わった場合 Clinical TLS と診断される。このように，尿酸値，カリウム値，リン値，血清クレアチニン値の測定は TLS の評価に必須である。高尿酸血症は TLS の中心となる病態であるが，近年有望な薬剤の出現により高尿酸血症のコントロールが良好となってきた。このような状況において高リン血症が Clinical TLS の発症，急性の腎障害（acute kidney injury：AKI）の発症の重要な予測因子となることが報告されている。TLS の高リスクの造血器腫瘍症例 153 例を対象とした前向き観察研究で，Clinical TLS（AKI を伴う）の発症のリスク因子を検討したところ，化学療法導入前の高リン血症，高腫瘍量（LDH で判断），播種性血管内凝固症候群の存在，が多変量解析で抽出された[2]。血清リン値が上昇するほど Clinical TLS のリスクが高くなる傾向が示された。血清リン値を薬物療法で低下させることは極めて難しく，適時にコントロールするためには，血液透析の速やかな導入が必要である[1]。血清リン値の頻回のモニタリングと対処が重要である。

［文献］

1) Cairo MS, Coiffier B, Reiter A, Younes A. Recommendations for the evaluation of risk and prophylaxis of tumour lysis syndrome（TLS）in adults and children with malignant diseases：an expert TLS panel consensus. Br J Haematol. 2010；149：578-86.
2) Darmon M, Vincent F, Camous L, et al. Tumour lysis syndrome and acute kidney injury in high-risk haematology patients in the rasburicase era. A prospective multicentre study from the Groupe de Recherche en Réanimation Respiratoire et Onco-Hématologique. Br J Haematol. 2013 Aug；162（4）：489-97

CQ3 TLS 予防においてアロプリノールと比べラスブリカーゼは有効か

A ラスブリカーゼはアロプリノールと比べ TLS 予防に有効である。（エビデンスレベルⅡ，推奨グレード B）

解 説

　ラスブリカーゼは尿酸をアラントインに分解する酵素である。アラントインは pH にかかわらず高い溶解度を示すため腎尿細管で結晶が析出することはない。アロプリノールは核酸代謝産物（キサンチン，ヒポキサンチン）からの尿酸合成を阻害する作用により尿酸値を低下させる。化学療法施行時の尿酸値のコントロールをエンドポイントとしたラスブリカーゼとアロプリノールの無作為化比較試験は小児，成人において報告されている。

　小児を対象とした臨床試験では，TLS 高リスクのリンパ腫および急性リンパ性白血病に対して，ラスブリカーゼはアロプリノールと比較し有意に尿酸値のコントロールが良好であった[1]。腎機能に関しては，補正クレアチニン値を指標として検討されたが，両群では有意差が認められなかった。

　成人においては TLS 高リスク症例を対象とし，アロプリノール単剤（300 mg/日×5 日）とアロプリノールとラスブリカーゼ併用（ラスブリカーゼ 0.2 mg/kg×3 日，その第 3 日目からアロプリノール 300 mg/日×3 日），ラスブリカーゼ単剤（0.2 mg/kg×5 日）を無作為割り付けした第Ⅲ相試験が行われた。尿酸値のコントロールをエンドポイントとしている[2]。その結果，ラスブリカーゼ単剤はアロプリノール単剤と比較して尿酸値のコントロール成功率において有意に優っており（89% vs. 65%，p＝0.012），Laboratory TLS の頻度も低下させると報告された（23% vs. 45%，p＜0.05）。リンパ腫・白血病の化学療法の臨床研究の系統的解析では，高尿酸血症対策をラスブリカーゼおよび天然型尿酸オキシダーゼで行った場合，血液透析の導入リスクが低減している傾向が報告された[3]。

　以上より，ラスブリカーゼの導入は TLS の予防に有効と考えられる。

［文献］
1) Goldman SC, Holcenberg JS, Finklestein JZ, et al. A randomized comparison between rasburicase and allopurinol in children with lymphoma or leukemia at high risk for tumor lysis. Blood. 2001；97：2998-3003.
2) Cortes J, Moore JO, Maziarz RT, et al. Control of plasma uric acid in adults at risk for tumor Lysis syndrome：efficacy and safety of rasburicase alone and rasburicase followed by allopurinol compared with allopurinol alone-results of a multicenter phase Ⅲ study. J Clin Oncol. 2010；28：4207-13.
3) Jeha S, Kantarjian H, Irwin D, et al. Efficacy and safety of rasburicase, a recombinant urate oxidase（Elitek），in the management of malignancy-associated hyperuricemia in pediatric and adult patients：final results of a multicenter compassionate use trial. Leukemia. 2005；19：34-8.

CQ 4 TLS 予防における尿酸生成阻害薬として フェブキソスタットは推奨されるか

A フェブキソスタットはアロプリノールと比較して尿酸コントロールは良好であり，TLS 予防に推奨される。
（エビデンスレベルⅡ，推奨グレードB）

解説

　キサンチンオキシダーゼ阻害薬であるアロプリノールは，長年 TLS 予防目的で使用されてきた。フェブキソスタットは非プリン型のキサンチンオキシダーゼ阻害薬であるが，アロプリノールに比べて痛風患者の尿酸コントロールが良好であることが報告された[1]。フェブキソスタットとアロプリノールの TLS 予防の有用性を比較する目的で，TLS の中間，高リスクの造血器腫瘍患者を対象として二重盲検の第Ⅲ相比較試験（フェブキソスタット群 173 例，アロプリノール群 173 例）が行われた[2]。化学療法開始 2 日前より開始 5 日までの尿酸値 AUC はフェブキソスタット投与群において有意に低下していることが示された。血清クレアチニン値，Laboratory TLS 頻度（8.1％対 9.2％），Clinical TLS 頻度（1.7％対 1.2％）には有意差がなかった。本邦においても悪性腫瘍 99 例を対象とした第Ⅲ相比較試験が行われた。主要評価項目である血清尿酸値 AUC において，アロプリノールに対するフェブキソスタットの非劣性が示された[3]。フェブキソスタットは中等度までの腎機能障害では用量調整が不要であることも特徴である[4]。本邦ではがん化学療法に伴う高尿酸血症に対する効能はフェブキソスタットで保険承認されているが，アロプリノールでは認められていない。

　TLS 予防目的とした尿酸生成阻害薬としてフェブキソスタットの使用が推奨される。

［文献］

1) Becker MA, Schumacher HR, Jr., Wortmann RL, MacDonald PA, Eustace D, Palo WA, et al. Febuxostat compared with allopurinol in patients with hyperuricemia and gout. N Engl J Med. 2005；353（23）：2450-61.

2) Spina M, Nagy Z, Ribera JM, Federico M, Aurer I, Jordan K, et al. FLORENCE：a randomized, double-blind, phase Ⅲ pivotal study of febuxostat versus allopurinol for the prevention of tumor lysis syndrome（TLS）in patients with hematologic malignancies at intermediate to high TLS risk. Ann Oncol. 2015；26（10）：2155-61.

3) Tamura K, Kawai Y, Kiguchi T, et al. Efficacy and safety of febuxostat for prevention of tumor lysis syndrome in patients with malignant tumors receiving chemotherapy：a phase Ⅲ, randomized, multicenter trial comparing febuxostat and allopurinol. Int J Clin Oncol. 2016；21（5）：996-1003

4) Mayer MD, Khosravan R, Vernillet L, Wu JT, Joseph-Ridge N, Mulford DJ. Pharmacokinetics and pharmacodynamics of febuxostat, a new non-purine selective inhibitor of xanthine oxidase in subjects with renal impairment. Am J Ther. 2005；12（1）：22-34.

CQ 5 TLS 予防においてラスブリカーゼの推奨される投与法はなにか

A TLS 高リスク症例に対してはラスブリカーゼ 0.2 mg/kg を 1 日 1 回投与する。各種検査値のモニターのもと臨床的必要性に応じて最大 7 日間まで投与継続できる。

（エビデンスレベルⅡ，推奨グレード B）

解説

　ラスブリカーゼはアロプリノールとの比較試験で，0.2 mg/kg 5 日間の投与で行われ，尿酸コントロールにおいてこの投与法の有用性が示された[1,2]。ラスブリカーゼの 1 日投与法と 5 日投与法を比較した臨床第Ⅱ相試験では，ラスブリカーゼ 0.15 mg/kg の用量で 1 日投与法（40 例）と 5 日投与法（40 例）を無作為割り付けにて比較している[3]。5 日投与法ではすべての症例で尿酸値コントロールができたが，1 日投与法では 6 例でラスブリカーゼの追加投与を要した。追加投与症例はすべて TLS 高リスクの症例であった。TLS リスクの高い症例の一部では 1 日投与法で尿酸値のコントロールが不十分である可能性があることが示された。Meta-analysis においては単回投与の有用性が報告されており[4]，十分なモニタリングの上でのラスブリカーゼ単回投与は英国のガイドライン "British Committee for Standards in Haematology" に記載されている[5]。ラスブリカーゼの compassionate use 試験[6,7]での平均の投与期間は 3 日間，最長の投与期間は 7 日間であった。連日の検査結果などに基づき臨床的に必要であれば最大 7 日間までの継続投与が本邦では承認されている。

　小児におけるラスブリカーゼは成人同様の投与法が推奨されるが，meta-analysis[8]や後方視的解析[9]により，連日適切に血清尿酸値及び腎機能評価を行えば，単回投与でも臨床的に TLS 予防に有効であると報告されている。成人同様に単回投与について，英国のガイドライン "British Committee for Standards in Haematology" に記載がある[5]。

　また，G6PD 欠損症では，ラスブリカーゼ投与は禁忌である。G6PD 欠損症は，本邦では頻度が低いが，熱帯・亜熱帯（アフリカ，地中海沿岸，東南アジア）出身者では頻度が高いため，十分な病歴の取得が必要である

[文献]
1) Goldman SC, Holcenberg JS, Finklestein JZ, et al. A randomized comparison between rasburicase and allopurinol in children with lymphoma or leukemia at high risk for tumor lysis. Blood. 2001；97：2998-3003.
2) Cortes J, Moore JO, Maziarz RT, et al. Control of plasma uric acid in adults at risk for tumor Lysis

syndrome : efficacy and safety of rasburicase alone and rasburicase followed by allopurinol compared with allopurinol alone-results of a multicenter phase Ⅲ study. J Clin Oncol. 2010 ; 28 : 4207-13.

3) Vadhan-Raj S, Fayad LE, Fanale MA, et al. A randomized trial of a single-dose rasburicase versus five-daily doses in patients at risk for tumor lysis syndrome. Ann Oncol. 2012 ; 23 : 1640-5.

4) Feng X, Dong K, Pham D, et al. Efficacy and cost of single-dose rasburicase in prevention and treatment of adult tumour lysis syndrome : a meta-analysis. J Clin Pharm Ther. 2013 ; 38 : 301-8

5) Jones GL, Will A, Jackson GH, Webb NJ, Rule S ; British Committee for Standards in Haematology. Guidelines for the management of tumour lysis syndrome in adults and children with haematological malignancies on behalf of the British Committee for Standards in Haematology. Br J Haematol. 2015 ; 16 : 661-71.

6) Jeha S, Kantarjian H, Irwin D, et al. Efficacy and safety of rasburicase, a recombinant urate oxidase (Elitek), in the management of malignancy-associated hyperuricemia in pediatric and adult patients : final results of a multicenter compassionate use trial. Leukemia. 2005 ; 19 : 34-8.

7) Bosly A, Sonet A, Pinkerton CR, et al. Rasburicase (recombinant urate oxidase) for the management of hyperuricemia in patients with cancer : report of an international compassionate use study. Cancer. 2003 ; 98 : 1048-54.

8) Yu X, Liu L, Nie X, et al. The optimal single-dose regimen of rasburicase for management of tumour lysis syndrome in children and adults : a systematic review and meta-analysis. J Clin Pharm Ther. 2017 ; 42 (1) : 18-26.

9) Syrimi E, Gunasekera S, Norton A, et al. Single dose Rasburicase is a clinically effective pharmaco-economic approach for preventing tumour lysis syndrome in children with high tumour burden.. Br J Haematol. 2018 ; 181 (5) : 696-698.

CQ 6　ラスブリカーゼの使用歴のある症例に対して再投与は可能か

A ラスブリカーゼの再投与は推奨されない。
（エビデンスレベルⅣ，推奨グレードB）

解　説

　ラスブリカーゼは遺伝子組み換え技術で作成された urate oxidase である。Urate oxidase はヒトをはじめとする霊長類には存在しない酵素である。そのため，投与により抗体が生成される可能性がある。これまでの臨床試験では Pui らが報告した 131 例の臨床第Ⅱ相試験において 17 例（13.0%）に抗ラスブリカーゼ抗体の産生を認めた[1]。本邦での臨床第Ⅱ相試験では 50 例中 5 例（10%）に抗体産生を認めている[2]。このように，抗ラスブリカーゼ抗体産生が 10% 以上の確率で予想される。また，単施設の後方視的解析であるが，ラブリカーゼの再投与により 6.2% の症例でアナフィラキシーが発症したとの報告がある[3]。ラスブリカーゼの再投与は原則禁止である。

[文献]
1）Pui CH, Mahmoud HH, Wiley JM, et al. Recombinant urate oxidase for the prophylaxis or treatment of hyperuricemia in patients with leukemia or lymphoma. J Clin Oncol. 2001；19：697-704.
2）Ishizawa K, Ogura M, Hamaguchi M, et al. Safety and efficacy of rasburicase（SR29142）in a Japanese phase Ⅱ study. Cancer Sci. 2009；100：357-62.
3）Allen KC, Champlain AH, Cotliar JA, Belknap SM, West DP, Mehta J, et al. Risk of anaphylaxis with repeated courses of rasburicase：a Research on Adverse Drug Events and Reports（RADAR）project. Drug Saf. 2015；38（2）：183-7.

CQ 7 Hyperleukocytosis に合併した TLS に対する Leukocytapheresis/Exchange transfusion は推奨されるか

A 以下の解説に示した条件下では Leukocytapheresis を行うことが推奨される[1]。しかし保険適応に留意する必要がある。（エビデンスレベルⅢ，推奨グレード B）

解説

　Hyperleukocytosis（白血球増多症）は末梢血中の白血病細胞≧100,000/μL と定義される。

　Hyperleukocytosis により惹起される Leukostasis（白血球うっ滞）は，毛細血管内での白血球凝集，過粘稠，組織虚血，梗塞，出血を引き起こす。その結果，肺合併症（呼吸苦，低酸素血症，びまん性肺胞出血，呼吸困難），中枢神経系合併症（錯乱，眠気，めまい，頭痛，せん妄，昏睡，脳出血）などが引き起こされる。AML のうち French-American-British（FAB）分類 M4，M5 については Leukostasis，特に肺合併症の報告が多く，時に＜50,000/μL 未満での報告もある。Hyperleukocytosis に対する Leukocytapheresis/Exchange transfusion の後方視的検討では，予防的 Leukocytapheresis が治療開始 3 週間以内の早期死亡率を低下させたが，後期死亡率，長期生存率には関与しないとも報告されている。また，Leukocytapheresis 導入による導入化学療法の遅延は望ましくないと考えられている。小児患者を対象にした小規模な後方視的検討では Leukocytapheresis は中枢神経系合併症や腎合併症発症率との間に有意な相関は認められなかった[2]。

　現在，Leukocytapheresis の適応は以下と考えられている。

　　・WBC≧100,000/μL の無症候性 AML（特に FAB 分類 M4，M5）：WBC＜100,000/μL まで継続。
　　・症候性 AML：WBC＜50,000～100,000/μL で症状が解消するまで継続。
　　・症候性 ALL：WBC＜400,000/μL で症状が解消するまで継続。

［文献］
1）Szczepiorkowski ZM, Winters JL, Bandarenko N, et al：Guidelines on the use of therapeutic apheresis in clinical practice-evidence-based approach from the Apheresis Applications Committee of the American Society for Apheresis. J Clin Apher. 2010；25：83-177.
2）Inaba H, Fan Y, Pounds S, et al：Clinical and biologic features and treatment outcome of children with newly diagnosed acute myeloid leukemia and hyperleukocytosis. Cancer. 2008；113：522-9.

CQ 8 固形腫瘍において TLS のモニタリングや予防は必要か

A 造血器腫瘍同様に TLS のモニタリングや予防が必要である。（エビデンスレベルⅣ，推奨グレード B）

解 説

　固形腫瘍における TLS のモニタリングおよび予防は基本的に造血器腫瘍に準じてよい[1]。まずは，十分にモニタリングを行うことが重要である。低リスクでは通常の補液を行う。TLS 予防において 99 例を対象としたランダム化比較試験において，主要評価項目である 6 日間の血清尿酸値 AUC においてアロプリノールに対するフェブキソスタットの非劣性が示された。本試験では，中間リスクの固形腫瘍 23 例（23.2%）が含まれており，固形腫瘍症例のサブセットにおいても，6 日間の血清尿酸値 AUC の有意な差は認められず，TLS の発症は 1 例も認められなかった[2]。中間リスクの固形腫瘍では大量補液を行った上でフェブキソスタットあるいはアロプリノールを併用することが推奨される。

　また，造血器腫瘍と比較して固形腫瘍においては TLS 全体に対する Spontaneous TLS の割合が高いと考えられている（14〜47%）[3,4]。Spontaneous TLS が疑われ，かつ特にリスク因子（固形腫瘍における TLS リスク評価，11 頁参照）がある場合には治療開始前から充分なモニタリングが必要である。特に高尿酸血症，高カリウム血症，高リン血症の有無に注意し，Clinical TLS に至る前に Laboratory TLS の段階で早期診断，早期治療を行うことが肝要と考えられる。

［文献］

1）Cairo MS, Coiffier B, Reiter A, et al. Recommendations for the evaluation of risk and prophylaxis of tumour lysis syndrome（TLS）in adults and children with malignant diseases：an expert TLS panel consensus. Br J Haematol. 2010：149（4）；578-86.

2）Tamura K, Kawai Y, Kiguchi T, et al. Efficacy and safety of febuxostat for prevention of tumor lysis syndrome in patients with malignant tumors receiving chemotherapy：a phase Ⅲ, randomized, multi-center trial comparing febuxostat and allopurinol. Int J Clin Oncol. 2016：21（5）；996-1003.

3）Vodopivec DM, Rubio JE, Fornoni A, et al. An unusual presentation of tumor lysis syndrome in a patient with advanced gastric adenocarcinoma：case report and literature review. Case Report Med. 2012：2012：468452.

4）Caravaca-Fontán F, Martínez-Sáez O, Saúl Pampa-Saico S, et al. Tumor lysis syndrome in solid tumors：Clinical characteristics and prognosis. Med Clin（Barc）. 2017：148（3）；121-4.

付録1 15歳以上の固形がんにおける TLS の報告

No.	文献	年齢性別	がん腫	治療レジメン	発症時期	転帰
1	Burney IA, 1998[1]	44 歳男性	肝細胞がん	TACE（Cisplatin）	8 時間後	死亡
2		46 歳男性	肝細胞がん	TACE	12 時間後	回復
3	Vaisban E, 2003[2]	72 歳男性	肝細胞がん	Spontaneous	—	死亡
4	Lehner SG, 2005[3]	64 歳男性	肝細胞がん	RFA	1 日後	死亡
5	Lee CC, 2006[4]	62 歳男性	肝細胞がん	Thalidomide	2 週間	2 日後に死亡
6	Sakamoto N, 2007[5]	55 歳男性	肝細胞がん	TACE	2 日後	4 日後に死亡
7	Shiba H, 2008[6]	77 歳男性	肝細胞がん	TACE（Epirubicin）	1 日後	回復
8	Hsieh PM, 2009[7]	76 歳女性	肝細胞がん	TACE（Doxorubicin）	1 日後	17 日後に死亡
9		56 歳男性	肝細胞がん	TACE（Doxorubicin）	24 時間以内	回復
10	Huang WS, 2009[8]	55 歳男性	肝細胞がん	Sorafenib	10 日後	死亡
11	Joshita S, 2010[9]	33 歳男性	肝細胞がん	Sorafenib	7 日後	回復
12	Shiozawa K, 2010[10]	79 歳女性	肝細胞がん	Sorafenib	10 日後	回復
13	Wang K, 2010[11]	54 歳女性	肝細胞がん	TACE	5 日後	回復
14	Choi DH, 2010[12]	71 歳男性	肝細胞がん	RFA	3 日後	回復
15	Chao CT, 2012[13]	51 歳男性	肝細胞がん	TACE	24 時間以内	回復
16	Cech P, 1986[14]	94 歳女性	乳がん	Tamoxifen	1 週間後	2 カ月後に死亡
17	Stark ME, 1987[15]	53 歳女性	乳がん	CAF	18 時間後	3 日後に死亡
18	Barton JC, 1989[16]	57 歳女性	乳がん	CMF	2 日後	2 週間後に死亡
19	Drakos P, 1994[17]	32 歳女性	乳がん	Mitoxantrone	4 日後	1 カ月後に死亡
20	Sklarin NT, 1995[18]	62 歳女性	乳がん	Spontaneous	—	回復
21	Ustundag Y, 1997[19]	56 歳女性	乳がん	Paclitaxel	1 日後	死亡
22	Rostom AY, 2000[20]	73 歳女性	乳がん	放射線療法	2 日後	死亡
23	Zigrossi P, 2001[21]	61 歳女性	乳がん	Letrozole	2 日後	回復
24	Kurt M, 2004[22]	42 歳女性	乳がん	Capecitabine	11 時間後	死亡
25	Mott, FE, 2005[23]	47 歳女性	乳がん	FEC	1 日後	回復
26	Ustundag Y, 1997[19]	44 歳女性	乳がん	Gemcitabine, Cisplatin	1 日後	回復
27	Vogelzang NJ, 1983[24]	57 歳女性	肺小細胞がん	Doxorubicin, Etoposide, Cisplatin, Vincristine	36 時間後	死亡
28	Baumann MA, 1983[25]	78 歳男性	肺小細胞がん	Doxorubicin, Cyclophosphamide, Vincristine	7 日後	回復
29	Hussein AM, 1990[26]	57 歳男性	肺小細胞がん	Doxorubicin, Cyclophosphamide, Vincristine	4 日後	回復
30	Kalemkerian GP, 1997[27]	74 歳女性	肺小細胞がん	Cisplatin, Etoposide	2 日後	回復
31	Marinella MA, 1999[28]	52 歳男性	肺小細胞がん	Cisplatin, Etoposide	2 日後	4 日後に死亡
32	Beriwal S, 2002[29]	68 歳女性	肺小細胞がん	Topotecan	1 日後	5 日後に死亡
33	Kallab AM, 2002[30]	61 歳男性	肺小細胞がん	Cisplatin, Etoposide	4 日後	死亡
34	Sewanii HH, 2002[31]	55 歳男性	肺小細胞がん*	Carboplatin, Paclitaxel	24 時間以内	死亡
35	Mott FE, 2005[23]	76 歳女性	肺小細胞がん	Carboplatin, Etoposide	4 日後	回復

No.	文献	年齢性別	がん腫	治療レジメン	発症時期	転帰
36	Jallad B, 2011[32]	75歳女性	肺小細胞がん	Spontaneous	―	4日後に死亡
37	Barton JC, 1989[16]	58歳男性	胚細胞腫	Vinblastine, Bleomycin	3日後	2週間後に死亡
38	Blanke CD, 2000[33]	52歳男性	胚細胞腫	BEP	48時間以内	回復
39	Pentheroudakis G, 2001[34]	52歳男性	胚細胞腫	Spontaneous	―	回復
40	Jallad B, 2011[32]	24歳男性	胚細胞腫	Spontaneous	―	回復
41	Kawai K, 2006[35]	26歳男性	胚細胞腫	BEP	1日後	回復
42	Feres GA, 2008[36]	41歳男性	胚細胞腫	BEP	1日後	6日後に死亡
43	Blanke CD, 2000[33]	39歳男性	胚細胞腫	Carboplatin, Etoposide	2日後	回復
44	Pentheroudakis G, 2001[34]	30歳男性	胚細胞腫	Carboplatin, Etoposide	24時間以内	回復
45	D'Alessandro V, 2010[37]	22歳男性	胚細胞腫	Spontaneous	―	死亡
46	Doi M, 2012[38]	23歳女性	胚細胞腫	BEP	24時間後	回復
47	Boisseau M, 1996[39]	42歳女性	大腸がん	Irinotecan	7日後	9日後に死亡
48	Nikolic-Tomasevic Z, 2000[40]	38歳女性	大腸がん	Irinotecan	6日後	死亡
49	Barry BD, 2002[41]	不詳	大腸がん	RFA	不詳	不詳
50	Vaisban E, 2003[2]	82歳女性	大腸がん	Spontaneous	―	回復
51	Oztop I, 2004[42]	66歳男性	大腸がん	FOLFIRI	3日後	死亡
52	Hentrich M, 2008[43]	62歳男性	大腸がん	Irinotecan, 5-fluorouracil, Leucovorin, Bevacizumab	2日後	死亡
53	Krishnan G, 2008[44]	64歳男性	大腸がん	Cetuximab	18時間後	死亡
54	Minasian LM, 1994[45]	76歳男性	悪性黒色腫	Tumor Necrosis Factor-α, Anti-GD3 Ganglioside Monoclonal Antibody	8時間後	13日後に死亡
55	Castro MP, 1999[46]	61歳男性	悪性黒色腫	Interleukin-2, Interferon-α, Cisplatin, Vinblastine, Dacarbazine	24時間以内	11日後に死亡
56	Stoves J, 2001[47]	41歳男性	悪性黒色腫	Cisplatin, Dacarbazine, Interferon-α	2日後	悪化
57	Habib GS, 2002[48]	56歳女性	悪性黒色腫	Corticosteroid	1日後	回復
58	Busam KJ, 2004[49]	35歳男性	悪性黒色腫	Cisplatin, Vinblastine, Dacarbazine, Interferon-αInterleukin-2	3日後	回復
59	Borne E, 2008[50]	42歳男性	悪性黒色腫	Corticosteroid	48時間後	4日後に死亡
60	Nakamura Y, 2009[51]	58歳男性	悪性黒色腫	TACE（Cisplatin）	24時間以内	回復
61	Persons DA, 1998[52]	38歳女性	非小細胞肺がん	Irinotecan, Cisplatin	13日後	回復
62	Feld J, 2000[53]	72歳男性	非小細胞肺がん	Spontaneous	―	4日後に死亡
63	Kurt M, 2005[54]	52歳男性	非小細胞肺がん	Zoledronic acid	4日後	1日後に死亡
64	Ajzensztejn D, 2006[55]	65歳男性	非小細胞肺がん	Docetaxel	72時間以内	24時間以内に死亡

No.	文献	年齢性別	がん腫	治療レジメン	発症時期	転帰
65	Noh GY, 2008[56]	52歳男性	非小細胞肺がん	放射線療法	2日後	死亡
66	Shenoy C, 2009[57]	74歳男性	非小細胞肺がん	Spontaneous	—	回復
67	Tanvetyanon T, 2004[58]	77歳男性	前立腺がん	Flutamine, Goserelin	6日後	8日後に死亡
68	Sorscher SM, 2004[59]	80歳男性	前立腺がん	Docetaxel	1日後	40時間後に死亡
69	Wright JL, 2005[60]	60歳男性	前立腺がん	Paclitaxel	1日後	8日後に死亡
70	Lin CJ, 2007[61]	72歳男性	前立腺がん	Spontaneous	—	2週間後に死亡
71	Kaplan MA, 2012[62]	60歳男性	前立腺がん	放射線療法	6日目	11日目に死亡
72	Woo IS, 2001[63]	36歳男性	胃がん	Spontaneous	—	回復
73	Yoshimura K, 2008[64]	59歳男性	胃がん（神経内分泌性腫瘍）	Cisplatin, Irinotecan	2コース目終了後	不詳
74	Han HS, 2008[65]	38歳男性	胃がん	Cisplatin, Capecitabine	3日後	回復
75	Vodopivec DM, 2012[66]	57歳男性	胃がん	Oxaliplatin, Docetaxel, Floxuridine, Leucovorin	7日後	回復
76	Bilgrami SF, 1993[67]	47歳女性	卵巣がん	Carboplatin, Cyclophosphamide	4日後	回復
77	Chan JK, 2005[68]	62歳女性	卵巣がん	Topotecan	2週間後	回復
78	Yahata T, 2006[69]	53歳女性	卵巣がん	Paclitaxel	5日後	回復
79	Nicholaou, T, 2007[70]	67歳女性	腎細胞がん	Sunitinib	13日後	回復
80	Michels J, 2010[71]	48歳男性	腎細胞がん	Sunitinib	15日後	回復
81	Rodriguez-Reimundes E, 2011[72]	62歳男性	腎細胞がん	Sunitinib	不詳	回復
82	Yokoi K, 1997[73]	33歳男性	胸腺腫	Cisplatin, Doxorubicin, Methylprednisolone	1日後	回復
83	Trobaugh-Lotrario AD, 2004[74]	16歳男性	胸腺腫	胸腔鏡下生検	1日後	回復
84	Tomlinson GC, 1984[75]	34歳女性	髄芽腫	放射線療法	3日後	回復
85	Baeksgaard L, 2003[76]	23歳男性	髄芽腫	Cisplatin, Etoposide	1日後	回復
86	Shamseddine AI, 1992[77]	66歳女性	外陰がん	Cisplatin, 5-fluorouracil	36時間後	回復
87	Khalil A, 1998[78]	74歳女性	外陰がん	Cisplatin, 5-fluorouracil	9日後	15日後に死亡
88	Gold JE, 1993[79]	66歳男性	軟部肉腫	Ex Vivo Activated Memory T-Cells, and Cyclophosphamide	16時間後	回復
89	Qian KQ, 2009[80]	44歳男性	軟部肉腫	Cisplatin, Doxorubicin, Dacarbazine	4日後	回復
90	Pinder EM, 2007[81]	81歳男性	消化管間質腫瘍	Imatinib	2日後	11日後に死亡
91	Saylor, PJ, 2007[82]	56歳男性	消化管間質腫瘍	Sunitinib（再開）	1週間後	回復
92	Dirix LY, 1991[83]	65歳女性	メルケル細胞腫	Doxorubicin, Ifosfamide（Mesna併用）	2日後	回復
93	Grenader T, 2011[84]	87歳女性	メルケル細胞腫	Carboplatin, Etoposide	3日後	22日後に死亡

54

No.	文献	年齢性別	がん腫	治療レジメン	発症時期	転帰
94	Crittenden DR, 1977[85]	50歳男性	原発不明がん	Spontaneous	—	12日後に死亡
95	Saini N, 2012[86]	59歳男性	原発不明がん	Spontaneous	—	3週間後に死亡
96	Hiraizumi Y, 2011[87]	36歳女性	子宮平滑筋肉腫	VAC	36日目	回復
97	Lin CJ, 2007[88]	75歳女性	腎盂がん	Gemcitabine	2週間後	4週間後に死亡
98	Godoy H, 2010[89]	60歳女性	子宮体がん	Paclitaxel, Carboplatin	4日後	6日後に死亡
99	Schuman S, 2010[90]	17歳女性	絨毛がん	EMA-CO	1コース目終了後	回復
100	Abboud M, 2009[91]	53歳男性	上顎洞がん	Spontaneous	—	1日後に死亡
101	Ling W, 2012[92]	40歳男性	膵がん	Gemcitabine	2日後	回復
102	Tokunou K, 2008[93]	57歳男性	食道がん	Docetaxel, Nedaplatin	11日目	回復
103	Vaisban E, 2003[2]	80歳男性	褐色細胞腫	Spontaneous	—	回復

（以上，2013年発行 第1版 掲載分）

No.	文献	年齢性別	がん腫	治療レジメン	発症時期	転帰
104	Kekre N, 2012[94]	76歳男性	肝細胞がん	Spontaneous	—	数時間で死亡
105	Kobayashi T, 2012[95]	69歳男性	胃がん	CDDP＋S-1	2日後	29日後に死亡
106	Lo YH, 2012[96]	34歳男性	直腸カルチノイド	TAE	3日後	回復
107	Tsai WL, 2012[97]	51歳男性	肝細胞がん	TAE	2日後	回復
108	Boikos SA, 2013[98]	70歳女性	小細胞肺がん	Cisplatin, Etoposide	7日後	回復
109	Camarata M, 2013[99]	63歳女性	卵巣がん	Carboplatin, Paclitaxel	2日後	2日目に死亡
110	Duff DJ, 2013[100]	50歳男性	胆嚢がん	Gemcitabine, Cisplatin	1日後	6日後に死亡
111	Kawaguchi A, 2013[101]	59歳女性	乳がん	Gemcitabine	15日後	回復
112	Lee JY, 2013[102]	40歳女性	胸腺腫	Paclitaxel, Ifosfamide	1日後	回復
113	Mouallem M, 2013[103]	68歳男性	悪性黒色腫	Dacarbazine	3コース目終了後	1日後に死亡
114		69歳男性	悪性黒色腫	Spontaneous	—	数時間で死亡
115	Nishida Y, 2013[104]	70歳代男性	肝細胞がん	TAE	2日後	回復
116	Taira F, 2013[105]	69歳女性	乳がん	Trastuzumab	5日後	11日後に死亡
117	Ali AM, 2014[106]	66歳男性	胆管細胞がん	Spontaneous	—	3日後に死亡
118	Goyal H, 2014[107]	51歳男性	胃がん	Spontaneous	—	回復
119	Kim HD, 2014[108]	59歳男性	大腸がん	FOLFOX	3日後	回復
120	Mehrzad R, 2014[109]	70歳男性	肝細胞がん	Spontaneous	—	回復せずホスピスへ転院
121	Abbass K, 2011[110]	62歳男性	肝細胞がん	Sorafenib	7日後	7日後に死亡
122	Dar L, 2014[111]	65歳男性	悪性黒色腫	Radiation	7日後	3週間後に死亡
123	Frestad D, 2014[112]	27歳男性	大腸がん	Spontaneous	—	10日後に死亡
124	Norberg SM, 2014[113]	56歳男性	腎細胞がん	Spontaneous	—	1週間後に死亡
125	Noyes AM, 2014[114]	72歳女性	非小細胞肺がん	Etoposide, Carboplatin	不詳	不詳
126	Shah SM, 2014[115]	58歳男性	大腸がん	Spontaneous	—	回復
127	Terada S, 2014[116]	69歳男性	消化管間質腫瘍	Imatinib	3日後	回復
128	Wang Y, 2014[117]	71歳女性	原発不明がん	Spontaneous	—	2週間後に死亡

No.	文献	年齢性別	がん腫	治療レジメン	発症時期	転帰
129	Zakharia Y, 2014[118]	49歳女性	軟部肉腫	Spontaneous	—	3日後に死亡
130	Brinton T, 2015[119]	68歳男性	膵がん	Gemcitabine	5日後	回復
131	Cihan S, 2015[120]	不詳	大腸がん	Cetuximab, Irinotecan	不詳	回復
132	Farooqi B, 2015[121]	52歳男性	大腸がん	Regorafenib	1週間後	死亡
133	Kim JO, 2015[122]	90歳男性	肝細胞がん	Prednisolone	2日後	3日後に死亡
134	Matsuyama S, 2015[123]	83歳女性	大腸がん	FOLFIRI + Cetuximab	2コース目終了後	回復
135	Okamoto K, 2015[124]	62歳女性	卵巣がん	Spontaneous	—	回復
136	Saleh RR, 2015[125]	56歳女性	膵がん	Spontaneous	—	回復
137	Vaidya GN, 2015[126]	52歳女性	乳がん	Paclitaxel	1週間後	死亡
138	Baudon C, 2016[127]	58歳女性	乳がん	Trastuzumab, Pertuzumab	1日後	2日後に死亡
139	Gbaguidi X, 2016[128]	88歳女性	腎細胞がん	Spontaneous	—	3日後に死亡
140	Agarwala R, 2016[129]	26歳女性	肝細胞がん	Spontaneous	—	2日後に死亡
141	Boshuizen RC, 2016[130]	64歳女性	小細胞肺がん	化学療法（不詳）	不詳	5日後に死亡
142	Kolin M, 2016[131]	62歳男性	膵がん	Gemcitabine	1日後	回復
143	Meeks MW, 2016[132]	46歳男性	悪性黒色腫	Dexamethasone	1日後	死亡
144	Brunnhoelzl D, 2017[133]	77歳女性	尿路上皮がん	Atezolizumab	2週間後	回復せず在宅ホスピス
145	Caravaca-Fontan F, 2017[134]	不詳	小細胞肺がん	不詳	不詳	不詳
146		不詳	小細胞肺がん	不詳	不詳	不詳
147		不詳	小細胞肺がん	不詳	不詳	不詳
148		不詳	小細胞肺がん	Spontaneous	—	不詳
149		不詳	小細胞肺がん	Spontaneous	—	不詳
150		不詳	非小細胞肺がん	不詳	不詳	不詳
151		不詳	非小細胞肺がん	不詳	不詳	不詳
152		不詳	非小細胞肺がん	Spontaneous	—	不詳
153		不詳	食道がん	不詳	不詳	不詳
154		不詳	食道がん	Spontaneous	—	不詳
155		不詳	胃がん	Spontaneous	—	不詳
156		不詳	大腸がん	Spontaneous	—	不詳
157		不詳	子宮体がん	不詳	不詳	不詳
158		不詳	子宮体がん	Spontaneous	—	不詳
159		不詳	乳がん	不詳	不詳	不詳
160		不詳	前立腺がん	不詳	不詳	不詳
161		不詳	胚細胞腫瘍	不詳	不詳	不詳
162		不詳	軟部肉腫	Spontaneous	—	不詳
163		不詳	原発不明がん	Spontaneous	—	不詳
164	Catania VE, 2017[135]	65歳女性	骨肉腫	Spontaneous	—	回復
165	Kanchustambham V, 2017[136]	53歳男性	小細胞肺がん	Spontaneous	—	回復

No.	文献	年齢性別	がん腫	治療レジメン	発症時期	転帰
166	Serling-Boyd N, 2017[137]	56歳男性	前立腺がん	Spontaneous		回復
167	Stuart S, 2017[138]	中年男性	非小細胞肺がん	Radiation	3日後	回復
168	Umar J, 2017[139]	68歳女性	膵がん	Spontaneous	—	死亡
169	Boonpheng B, 2017[140]	55歳女性	小細胞肺がん	Spontaneous	—	透析依存性となる
170	Harada S, 2017[141]	59歳女性	子宮体がん	Spontaneous	—	5日後に死亡
171	Ignaszewski M, 2017[142]	69歳男性	前立腺がん	Spontaneous	—	死亡
172	Honda K, 2011[143]	61歳男性	非小細胞肺がん	Spontaneous	—	魚鱗癬を合併して死亡
173	Weerasinghe C, 2015[144]	65歳男性	小細胞肺がん	Spontaneous	—	回復
174	Padhi P, 2012[145]	73歳女性	小細胞肺がん	Spontaneous	—	3日後に死亡
175	Alaigh V, 2017[146]	58歳女性	子宮平滑筋肉腫	Spontaneous	—	死亡
176	Berger R, 2017[147]	33歳女性	子宮体がん	Spontaneous	—	回復
177	Berger R, 2017[147]	65歳女性	子宮体がん	Spontaneous	—	回復
178	Khan F, 2017[148]	64歳男性	小細胞肺がん	Steroid	3日後	8日後に死亡
179	VanHise K, 2017[149]	40歳女性	胚細胞腫瘍	Spontaneous	—	62日後に死亡
180	Kim YK, 2017[150]	35歳女性	子宮頚がん	Spontaneous	—	1日後に死亡
181	Shukla DK, 2017[151]	49歳女性	卵巣がん	Spontaneous	—	回復
182	Sommerhalder D, 2017[152]	49歳女性	大腸がん	Spontaneous	—	まもなく死亡
183	Imam SZ, 2018[153]	49歳男性	肝細胞がん	Sorafenib	7日後	14日後に死亡
184	Salmon-Gonzalez Z, 2018[154]	79歳男性	胃がん	Spontaneous	—	まもなく死亡
185	Pindak D, 2019[155]	19歳男性	胚細胞腫瘍	Surgery	手術中	術中に死亡
186	Myint PT, 2019[156]	66歳女性	原発不明がん	Spontaneous	—	死亡
187	Berringer R, 2017[157]	不詳	大腸がん	Spontaneous	—	不詳
188	Bhardwaj S, 2017[158]	不詳	前立腺がん	Docetaxel	不詳	不詳
189	Dean RK, 2018[159]	76歳女性	小細胞肺がん	Spontaneous	—	死亡
190	Dhakal P, 2018[160]	70歳代前半男性	小細胞肺がん	Spontaneous	—	死亡
191	Durham CG, 2017[161]	59歳男性	悪性黒色腫	Spontaneous	—	不詳
192	Gouveia HS, 2018[162]	51歳女性	大腸がん	FOLFOX	3コース終了後	回復
193	Ito T, 2018[163]	63歳女性	子宮体がん	Docetaxel, Carboplatin	19時間後	35時間後死亡
194	McGhee-Jez A, 2019[164]	49歳男性	前立腺がん	Spontaneous	—	回復
195	Ondecker J, 2018[165]	63歳男性	消化管間質腫瘍	Imatinib	5日後	回復
196	Pabon C, 2018[166]	中年女性	子宮平滑筋肉腫	Eribulin	7日後	5日後に死亡
197	van Kalleveen MW, 2018[167]	58歳男性	腎細胞がん	Pazopanib	6日後	回復

No.	文献	年齢性別	がん腫	治療レジメン	発症時期	転帰
198	Ahmed Z, 2019[168]	71歳女性	子宮間質肉腫	Paclitaxel, Carboplatin	4日後	死亡
199	Aslam HM, 2019[169]	58歳女性	乳がん	Gemcitabine	4日後	回復せず意識障害
200	Barrett-Campbell O, 2019[170]	60歳男性	原発不明がん（神経内分泌腫瘍）	TAE	2日後	回復
201	Fa'ak F, 2019[171]	67歳女性	尿路上皮がん	Atezolizumab	8日後	回復せず在宅ホスピス
202	Gongora ABL, 2018[172]	46歳男性	前立腺がん	Carboplatin, Etoposide	5日後	回復
203	Kearney MR, 2018[173]	47歳女性	大腸がん	Spontaneous	—	3日後に死亡
204	Shin TH, 2018[174]	61歳男性	肺カルチノイド	手術	1日後	回復
205	Abdul Sater H, 2017[175]	74歳男性	腎細胞がん	Nivolumab	2日後	1週間後に死亡
206	Brunnhoelzl D, 2017[133]	76歳男性	悪性黒色腫	Nivolumab	3コース後	回復せず在宅ホスピス
207	Masson Regnault M, 2017[176]	73歳男性	悪性黒色腫	Ipilimumab	5日後	回復（5日後に窒息で死亡）
208	Herbst RS, 2016[177]	不詳	不詳	Atezolizumab	不詳	不詳
209	Parsi M, 2019[178]	36歳女性	乳がん	Spontaneous	—	回復

*非小細胞肺がんとの混在,

FEC：5-fluorouracil, Epirubicin, Cyclophosphamide, RFA：Radiofrequency ablation, CAF：Cyclophosphamide, Doxorubicin, 5-fluorouracil, CMF：Cyclophosphamide, Methotrexate, 5-fluorouracil, VAC：Vincristine, Actinomycin-D, Cyclophosphamide, BEP：Bleomycin, Etoposide, Cisplatin, FOLFIRI：5-fluorouracil, Leucovorin, Irinotecan, TACE：Transcatheter Arterial Chemoembolization, EMA-CO：Etoposide, Methotrexate, Dactinomycin, Cyclophosphamide, Vincristine

［文献］

1）Burney IA. Acute tumor lysis syndrome after transcatheter chemoembolization of hepatocellular carcinoma. South Med J 1998；91：467-70.

2）Vaisban E, Braester A, Mosenzon O, et al. Spontaneous tumor lysis syndrome in solid tumors：really a rare condition? Am J Med Sci 2003；325：38-40.

3）Lehner SG, Gould JE, Saad WE, et al. Tumor lysis syndrome after radiofrequency ablation of hepatocellular carcinoma. AJR Am J Roentgenol 2005；185：1307-9.

4）Lee CC, Wu YH, Chung SH, et al. Acute tumor lysis syndrome after thalidomide therapy in advanced hepatocellular carcinoma. Oncologist 2006；11：87-8；author reply 9.

5）Sakamoto N, Monzawa S, Nagano H, et al. Acute tumor lysis syndrome caused by transcatheter oily chemoembolization in a patient with a large hepatocellular carcinoma. Cardiovasc Intervent Radiol 2007；30：508-11.

6）Shiba H, Ishida Y, Wakiyama S, et al. Acute tumor lysis syndrome after transarterial chemoembolization for hepatocellular carcinoma. Cancer Sci 2008；99：2104-5.

7）Hsieh PM, Hung KC, Chen YS. Tumor lysis syndrome after transarterial chemoembolization of hepatocellular carcinoma：case reports and literature review. World J Gastroenterol 2009；15：4726-8.

8）Huang WS, Yang CH. Sorafenib induced tumor lysis syndrome in an advanced hepatocellular carcinoma patient. World J Gastroenterol 2009；15：4464-6.

9）Joshita S, Yoshizawa K, Sano K, et al. A patient with advanced hepatocellular carcinoma treated with sorafenib tosylate showed massive tumor lysis with avoidance of tumor lysis syndrome. Intern Med 2010；49：991-4.

10) Shiozawa K, Watanabe M, Takenaka H, et al. Tumor lysis syndrome after sorafenib for hepatocellular carcinoma : a case report. Hepatogastroenterology 2010 ; 57 : 688-90.

11) Wang K, Chen Z. Acute tumor lysis syndrome after transarterial chemoembolization for well-differentiated hepatocellular carcinoma with neuroendocrine features. Onkologie 2010 ; 33 : 532-5.

12) Choi DH, Lee HS. A case of gouty arthritis following percutaneous radiofrequency ablation for hepatocellular carcinoma. World J Gastroenterol 2010 ; 16 : 778-81.

13) Chao CT, Chiang CK. Rasburicase for huge hepatocellular carcinoma with tumor lysis syndrome : case report. Med Princ Pract 2012 ; 21 : 498-500.

14) Cech P, Block JB, Cone LA, et al. Tumor lysis syndrome after tamoxifen flare. N Engl J Med 1986 ; 315 : 263-4.

15) Stark ME, Dyer MC, Coonley CJ. Fatal acute tumor lysis syndrome with metastatic breast carcinoma. Cancer 1987 ; 60 : 762-4.

16) Barton JC. Tumor lysis syndrome in nonhematopoietic neoplasms. Cancer 1989 ; 64 : 738-40.

17) Drakos P, Bar-Ziv J, Catane R. Tumor lysis syndrome in nonhematologic malignancies. Report of a case and review of the literature. Am J Clin Oncol 1994 ; 17 : 502-5.

18) Sklarin NT, Markham M. Spontaneous recurrent tumor lysis syndrome in breast cancer. Am J Clin Oncol 1995 ; 18 : 71-3.

19) Ustundag Y, Boyacioglu S, Haznedaroglu IC, et al. Acute tumor lysis syndrome associated with paclitaxel. Ann Pharmacother 1997 ; 31 : 1548-9.

20) Rostom AY, El-Hussainy G, Kandil A, et al. Tumor lysis syndrome following hemi-body irradiation for metastatic breast cancer. Ann Oncol 2000 ; 11 : 1349-51.

21) Zigrossi P, Brustia M, Bobbio F, et al. Flare and tumor lysis syndrome with atypical features after letrozole therapy in advanced breast cancer. A case report. Ann Ital Med Int 2001 ; 16 : 112-7.

22) Kurt M, Eren OO, Engin H, et al. Tumor lysis syndrome following a single dose of capecitabine. Ann Pharmacother 2004 ; 38 : 902.

23) Mott FE, Esana A, Chakmakjian C, et al. Tumor lysis syndrome in solid tumors. Support Cancer Ther 2005 ; 2 : 188-91.

24) Vogelzang NJ, Nelimark RA, Nath KA. Tumor lysis syndrome after induction chemotherapy of small-cell bronchogenic carcinoma. JAMA 1983 ; 249 : 513-4.

25) Baumann MA, Frick JC, Holoye PY. The tumor lysis syndrome. JAMA 1983 ; 250 : 615.

26) Hussein AM, Feun LG. Tumor lysis syndrome after induction chemotherapy in small-cell lung carcinoma. Am J Clin Oncol 1990 ; 13 : 10-3.

27) Kalemkerian GP, Darwish B, Varterasian ML. Tumor lysis syndrome in small cell carcinoma and other solid tumors. Am J Med 1997 ; 103 : 363-7.

28) Marinella MA. Fatal tumor lysis syndrome and gastric hemorrhage associated with metastatic small-cell lung carcinoma. Med Pediatr Oncol 1999 ; 32 : 464-5.

29) Beriwal S, Singh S, Garcia-Young JA. Tumor lysis syndrome in extensive-stage small-cell lung cancer. Am J Clin Oncol 2002 ; 25 : 474-5.

30) Kallab AM, Jillella AP. Tumor lysis syndrome in small cell lung cancer. Med Oncol 2001 ; 18 : 149-51.

31) Sewani HH, Rabatin JT. Acute tumor lysis syndrome in a patient with mixed small cell and non-small cell tumor. Mayo Clin Proc 2002 ; 77 : 722-8.

32) Jallad B, Hamdi T, Latta S, et al. Tumor lysis syndrome in small cell lung cancer : a case report and review of the literature. Onkologie 2011 ; 34 : 129-31.

33) Blanke CD, Hemmer MP, Witte RS. Acute tumor lysis syndrome with choriocarcinoma. South Med J 2000 ; 93 : 916-9.

34) Pentheroudakis G, O'Neill VJ, Vasey P, et al. Spontaneous acute tumour lysis syndrome in patients with metastatic germ cell tumours. Report of two cases. Support Care Cancer 2001 ; 9 : 554-7.

35) Kawai K, Takaoka EI, Naoi M, et al. A Case of Metastatic Testicular Cancer Complicated by

Tumour Lysis Syndrome and Choriocarcinoma Syndrome. Japanese Journal of Clinical Oncology 2006 ; 36 : 665-7.

36) Feres GA, Salluh JI, Ferreira CG, et al. Severe acute tumor lysis syndrome in patients with germ-cell tumors. Indian J Urol 2008 ; 24 : 555-7.

37) D'Alessandro V, Greco A, Clemente C, et al. Severe spontaneous acute tumor lysis syndrome and hypoglycemia in patient with germ cell tumor. Tumori 2010 ; 96 : 1040-3.

38) Doi M, Okamoto Y, Yamauchi M, et al. Bleomycin-induced pulmonary fibrosis after tumor lysis syndrome in a case of advanced yolk sac tumor treated with bleomycin, etoposide and cisplatin （BEP） chemotherapy. Int J Clin Oncol 2012 ; 17 : 528-31.

39) Boisseau M, Bugat R, Mahjoubi M. Rapid tumour lysis syndrome in a metastatic colorectal cancer increased by treatment （CPT-11）. Eur J Cancer 1996 ; 32A : 737-8.

40) Nikolic-Tomasevic Z, Jelic S, Popov I, et al. Colorectal cancer : dilemmas regarding patient selection and toxicity prediction. J Chemother 2000 ; 12 : 244-51.

41) Barry BD, Kell MR, Redmond HP. Tumor lysis syndrome following endoscopic radiofrequency interstitial thermal ablation of colorectal liver metastases. Surg Endosc 2002 ; 16 : 1109.

42) Oztop I, Demirkan B, Yaren A, et al. Rapid tumor lysis syndrome in a patient with metastatic colon cancer as a complication of treatment with 5-fluorouracil/leucoverin and irinotecan. Tumori 2004 ; 90 : 514-6.

43) Hentrich M, Schiel X, Scheidt B, et al. Fatal tumor lysis syndrome after irinotecan/5-FU/folinic acid/bevacizumab-containing therapy in a patient heavily pretreated for metastatic colon cancer. Acta Oncol 2008 ; 47 : 155-6.

44) Krishnan G, D'Silva K, Al-Janadi A. Cetuximab-related tumor lysis syndrome in metastatic colon carcinoma. J Clin Oncol 2008 ; 26 : 2406-8.

45) Minasian LM, Szatrowski TP, Rosenblum M, et al. Hemorrhagic tumor necrosis during a pilot trial of tumor necrosis factor-alpha and anti-GD3 ganglioside monoclonal antibody in patients with metastatic melanoma. Blood 1994 ; 83 : 56-64.

46) Castro MP, VanAuken J, Spencer-Cisek P, et al. Acute tumor lysis syndrome associated with concurrent biochemotherapy of metastatic melanoma : a case report and review of the literature. Cancer 1999 ; 85 : 1055-9.

47) Stoves J, Richardson D, Patel H. Tumour lysis syndrome in a patient with metastatic melanoma treated with biochemotherapy. Nephrol Dial Transplant 2001 ; 16 : 188-9.

48) Habib GS, Saliba WR. Tumor lysis syndrome after hydrocortisone treatment in metastatic melanoma : a case report and review of the literature. Am J Med Sci 2002 ; 323 : 155-7.

49) Busam KJ, Wolchok J, Jungbluth AA, et al. Diffuse melanosis after chemotherapy-induced tumor lysis syndrome in a patient with metastatic melanoma. J Cutan Pathol 2004 ; 31 : 274-80.

50) Borne E, Serafi R, Piette F, et al. Tumour lysis syndrome induced by corticosteroid in metastatic melanoma presenting with initial hyperkalemia. J Eur Acad Dermatol Venereol 2009 ; 23 : 855-6.

51) Nakamura Y, Hori E, Furuta J, et al. Tumor lysis syndrome after transcatheter arterial infusion of cisplatin and embolization therapy for liver metastases of melanoma. Int J Dermatol 2009 ; 48 : 763-7.

52) Persons DA, Garst J, Vollmer R, et al. Tumor lysis syndrome and acute renal failure after treatment of non-small-cell lung carcinoma with combination irinotecan and cisplatin. Am J Clin Oncol 1998 ; 21 : 426-9.

53) Feld J, Mehta H, Burkes RL. Acute spontaneous tumor lysis syndrome in adenocarcinoma of the lung : a case report. Am J Clin Oncol 2000 ; 23 : 491-3.

54) Kurt M, Onal IK, Elkiran T, et al. Acute tumor lysis syndrome triggered by zoledronic Acid in a patient with metastatic lung adenocarcinoma. Med Oncol 2005 ; 22 : 203-6.

55) Ajzensztejn D, Hegde VS, Lee SM. Tumor lysis syndrome after treatment with docetaxel for non-small-cell lung cancer. J Clin Oncol 2006 ; 24 : 2389-91.

56) Noh GY, Choe DH, Kim CH, et al. Fatal tumor lysis syndrome during radiotherapy for non-small-cell lung cancer. J Clin Oncol 2008 ; 26 : 6005-6.

57) Shenoy C. Acute spontaneous tumor lysis syndrome in a patient with squamous cell carcinoma of the lung. QJM 2009 ; 102 : 71-3.

58) Tanvetyanon T, Choudhury AM. Fatal acute tumor lysis syndrome, hepatic encephalopathy and flare phenomenon following combined androgen blockade. J Urol 2004 ; 171 : 1627.

59) Sorscher SM. Tumor lysis syndrome following docetaxel therapy for extensive metastatic prostate cancer. Cancer Chemother Pharmacol 2004 ; 54 : 191-2.

60) Wright JL, Lin DW, Dewan P, et al. Tumor lysis syndrome in a patient with metastatic, androgen independent prostate cancer. Int J Urol 2005 ; 12 : 1012-3.

61) Lin CJ, Hsieh RK, Lim KH, et al. Fatal spontaneous tumor lysis syndrome in a patient with metastatic, androgen-independent prostate cancer. South Med J 2007 ; 100 : 916-7.

62) Kaplan MA, Kucukoner M, Alpagat G, et al. Tumor lysis syndrome during radiotherapy for prostate cancer with bone and bone marrow metastases without visceral metastasis. Ann Saudi Med 2012 ; 32 : 306-8.

63) Woo IS, Kim JS, Park MJ, et al. Spontaneous acute tumor lysis syndrome with advanced gastric cancer. J Korean Med Sci 2001 ; 16 : 115-8.

64) Yoshimura K, Joh K, Kitamura H, et al. A case report of glomerulopathy-associated podocytic infolding in a patient with tumor lysis syndrome. Clin Exp Nephrol 2008 ; 12 : 522-6.

65) Han HS, Park SR, Kim SY, et al. Tumor lysis syndrome after capecitabine plus cisplatin treatment in advanced gastric cancer. J Clin Oncol 2008 ; 26 : 1006-8.

66) Vodopivec DM, Rubio JE, Fornoni A, et al. An unusual presentation of tumor lysis syndrome in a patient with advanced gastric adenocarcinoma : case report and literature review. Case Report Med 2012 ; 2012 : 468452.

67) Bilgrami SF, Fallon BG. Tumor lysis syndrome after combination chemotherapy for ovarian cancer. Med Pediatr Oncol 1993 ; 21 : 521-4.

68) Chan JK, Lin SS, McMeekin DS, et al. Patients with malignancy requiring urgent therapy : CASE 3. Tumor lysis syndrome associated with chemotherapy in ovarian cancer. J Clin Oncol 2005 ; 23 : 6794-5.

69) Yahata T, Nishikawa N, Aoki Y, et al. Tumor lysis syndrome associated with weekly paclitaxel treatment in a case with ovarian cancer. Gynecol Oncol 2006 ; 103 : 752-4.

70) Nicholaou T, Wong R, Davis ID. Tumour lysis syndrome in a patient with renal-cell carcinoma treated with sunitinib malate. Lancet 2007 ; 369 : 1923-4.

71) Michels J, Lassau N, Gross-Goupil M, et al. Sunitinib inducing tumor lysis syndrome in a patient treated for renal carcinoma. Invest New Drugs 2010 ; 28 : 690-3.

72) Rodriguez-Reimundes E, Perazzo F, Vilches AR.[Tumor lysis syndrome in a patient with a renal carcinoma treated with sunitinib]. Medicina (B Aires) 2011 ; 71 : 158-60.

73) Yokoi K, Miyazawa N, Kano Y, et al. Tumor lysis syndrome in invasive thymoma with peripheral blood T-cell lymphocytosis. Am J Clin Oncol 1997 ; 20 : 86-9.

74) Trobaugh-Lotrario AD, Liang X, Janik JS, et al. Difficult diagnostic and therapeutic cases : CASE 2. thymoma and tumor lysis syndrome in an adolescent. J Clin Oncol 2004 ; 22 : 955-7.

75) Tomlinson GC, Solberg LA, Jr. Acute tumor lysis syndrome with metastatic medulloblastoma. A case report. Cancer 1984 ; 53 : 1783-5.

76) Baeksgaard L, Sorensen JB. Acute tumor lysis syndrome in solid tumors--a case report and review of the literature. Cancer Chemother Pharmacol 2003 ; 51 : 187-92.

77) Shamseddine AI, Khalil AM, Wehbeh MH. Acute tumor lysis syndrome with squamous cell carcinoma of the vulva. Gynecol Oncol 1993 ; 51 : 258-60.

78) Khalil A, Chammas M, Shamseddine A, et al. Fatal acute tumor lysis syndrome following treatment of vulvar carcinoma : case report. Eur J Gynaecol Oncol 1998 ; 19 : 415-6.

79) Gold JE, Malamud SC, LaRosa F, et al. Adoptive chemoimmunotherapy using ex vivo activated memory T-cells and cyclophosphamide : tumor lysis syndrome of a metastatic soft tissue sarcoma. Am J Hematol 1993 ; 44 : 42-7.

80) Qian KQ, Ye H, Xiao YW, et al. Tumor lysis syndrome associated with chemotherapy in primary retroperitoneal soft tissue sarcoma by ex vivo ATP-based tumor chemo-sensitivity assay (ATP-TCA). Int J Gen Med 2009 ; 2 : 1-4.

81) Pinder EM, Atwal GS, Ayantunde AA, et al. Tumour Lysis Syndrome Occurring in a Patient with Metastatic Gastrointestinal Stromal Tumour Treated with Glivec (Imatinib Mesylate, Gleevec, STI571). Sarcoma 2007 ; 2007 : 82012.

82) Saylor PJ, Reid TR. Tumor lysis syndrome after treatment of a gastrointestinal stromal tumor with the oral tyrosine kinase inhibitor sunitinib. J Clin Oncol 2007 ; 25 : 3544-6.

83) Dirix LY, Prove A, Becquart D, et al. Tumor lysis syndrome in a patient with metastatic Merkel cell carcinoma. Cancer 1991 ; 67 : 2207-10.

84) Grenader T, Shavit L. Tumor lysis syndrome in a patient with merkel cell carcinoma and provoked pathologic sequence of acute kidney injury, reduced clearance of carboplatin and fatal pancytopenia. Onkologie 2011 ; 34 : 626-9.

85) Crittenden DR, Ackerman GL. Hyperuricemic acute renal failure in disseminated carcinoma. Arch Intern Med 1977 ; 137 : 97-9.

86) Saini N, Pyo Lee K, Jha S, et al. Hyperuricemic renal failure in nonhematologic solid tumors : a case report and review of the literature. Case Report Med 2012 ; 2012 : 314056.

87) Hiraizumi Y, Kamoi S, Inde Y, et al. A case of tumor lysis syndrome following chemotherapy for a uterine epithelioid leiomyosarcoma with focal rhabdomyosarcomatous differentiation. J Obstet Gynaecol Res 2011 ; 37 : 947-52.

88) Lin CJ, Lim KH, Cheng YC, et al. Tumor lysis syndrome after treatment with gemcitabine for metastatic transitional cell carcinoma. Med Oncol 2007 ; 24 : 455-7.

89) Godoy H, Kesterson JP, Lele S. Tumor lysis syndrome associated with carboplatin and paclitaxel in a woman with recurrent endometrial cancer. Int J Gynaecol Obstet 2010 ; 109 : 254.

90) Schuman S, Pearson JM, Lucci JA, 3rd, et al. Metastatic gestational trophoblastic neoplasia complicated by tumor lysis syndrome, heart failure, and thyrotoxicosis : a case report. J Reprod Med 2010 ; 55 : 441-4.

91) Abboud M, Shamseddine A. Maxillary Sinus Squamous Cell Carcinoma Presenting with Fatal Tumor Lysis Syndrome : A Case Report and Review of the Literature. Case Rep Oncol 2009 ; 2 : 229-33.

92) Ling W, Sachdeva P, Wong AS, et al. Unprecedented case of tumor lysis syndrome in a patient with metastatic pancreatic adenocarcinoma. Pancreas 2012 ; 41 : 659-61.

93) Tokunou K, Takeda S, Yoshino S, et al.[A case of esophageal cancer patient who developed tumor lysis syndrome after chemotherapy]. Gan To Kagaku Ryoho 2008 ; 35 : 2030-2.

94) Kekre N, Djordjevic B, Touchie C. Spontaneous tumour lysis syndrome. CMAJ 2012 ; 184 : 913-6.

95) Kobayashi T, Kuwai T, Yamamoto S, et al.[Acute tumor lysis syndrome in the setting of advanced gastric cancer]. Nihon Shokakibyo Gakkai Zasshi 2012 ; 109 : 1372-8.

96) Lo YH, Tsai MT, Kuo CY, et al. Transcatheter arterial embolization with trisacryl gelatin microspheres (Embosphere ((R))) leads to life-threatening tumor lysis syndrome in a rectal carcinoid patient with hepatic metastases. Acta Radiol Short Rep 2012 ; 1.

97) Tsai WL, Liang PC, Chen CH. Tumor lysis syndrome after transarterial chemoembolization plus portal venous embolization for hepatocellular carcinoma. J Formos Med Assoc 2012 ; 111 : 724-5.

98) Boikos SA, Forde PM, Chatterjee S, et al. Tumor lysis syndrome in limited-stage small-cell lung cancer. J Thorac Oncol 2013 ; 8 : e61-2.

99) Camarata M, Davies R, Copley S, et al. Tumour lysis syndrome in a patient with intravascular spread from a recurrent epithelial ovarian cancer. BMJ Case Rep 2013 ; 2013.

100) Duff D. Gemcitabine and cisplatin-induced tumor lysis syndrome in a patient with gallbladder carcinoma : A case report. Oncology Letters 2013.

101) Kawaguchi Ushio A, Hattori M, Kohno N, et al.［Gemcitabine-induced tumor lysis syndrome caused by recurrent breast cancer in a patient without hemodialysis］. Gan To Kagaku Ryoho 2013 ; 40 : 1529-32.

102) Lee JY, Lim SH, Kim JH, et al. Tumor lysis syndrome in a solid tumor : a case report of a patient with invasive thymoma. Cancer Res Treat 2013 ; 45 : 343-8.

103) Mouallem M, Zemer-Wassercug N, Kugler E, et al. Tumor lysis syndrome and malignant melanoma. Med Oncol 2013 ; 30 : 364.

104) Nishida Y, Fujii H, Hagihara A, et al.［Tumor lysis syndrome after transarterial embolization for hepatocellular carcinoma］. Nihon Shokakibyo Gakkai Zasshi 2013 ; 110 : 441-8.

105) Taira F, Horimoto Y, Saito M. Tumor lysis syndrome following trastuzumab for breast cancer : a case report and review of the literature. Breast Cancer 2013.

106) Ali AM, Barbaryan A, Zdunek T, et al. Spontaneous tumor lysis syndrome in a patient with cholangiocarcinoma. J Gastrointest Oncol 2014 ; 5 : E46-9.

107) Goyal H, Sawhney H, Bekara S, et al. Spontaneous Acute Tumour Lysis Syndrome in Gastric Adenocarcinoma : A Case Report and Literature Review. J Gastrointest Cancer 2014.

108) Kim HD, Ha KS, Woo IS, et al. Tumor lysis syndrome in a patient with metastatic colon cancer after treatment with 5-fluorouracil/leucovorin and oxaliplatin : case report and literature review. Cancer Res Treat 2014 ; 46 : 204-7.

109) Mehrzad R, Saito H, Krahn Z, et al. Spontaneous Tumor Lysis Syndrome in a Patient with Metastatic Hepatocellular Carcinoma. Med Princ Pract 2014.

110) Abbass K, Dewani S, Markert R, et al. All that glitters : sorafenib. Intern Med 2011 ; 50 : 797.

111) Dar L, Gendelman O, Amital H. Tumor lysis syndrome presenting in a patient with metastatic melanoma treated with radiation therapy. Isr Med Assoc J 2014 ; 16 : 456-7.

112) Frestad D, Perner A, Pedersen UG. Acute onset and rapid progression of multiple organ failure in a young adult with undiagnosed disseminated colonic adenocarcinoma. BMJ Case Rep 2014 ; 2014.

113) Norberg SM, Oros M, Birkenbach M, et al. Spontaneous tumor lysis syndrome in renal cell carcinoma : a case report. Clin Genitourin Cancer 2014 ; 12 : e225-7.

114) Noyes AM, Lonial K, Siegel RD. Tumor lysis syndrome in a nonsmall cell lung cancer. Connecticut medicine 2014 ; 78 : 421-3.

115) Shah SM, Rosenthal MH, Griffin GK, et al. An aggressive presentation of colorectal cancer with an atypical lymphoproliferative pattern of metastatic disease : a case report and review of the literature. Clin Colorectal Cancer 2014 ; 13 : e5-e11.

116) Terada S, Matsuyama Y, Onoda K, et al. Successful re-administration of imatinib without recurrence of tumor lysis syndrome in a patient with peritoneal gastrointestinal stromal tumor. Nihon Shokakibyo Gakkai Zasshi 2014 ; 111 : 1782-8.

117) Wang Y, Yuan C, Liu X. Cutaneous metastatic adenocarcinoma complicated by spontaneous tumor lysis syndrome : A case report. Oncol Lett 2014 ; 8 : 905-7.

118) Zakharia Y, Mansour J, Vasireddi S, et al. Tumor Lysis Syndrome in a Retroperitoneal Sarcoma. Journal of investigative medicine high impact case reports 2014 ; 2 : 2324709614542340.

119) Brinton T, Yousuf T, Steinecker G, et al. A Case of Tumor Lysis Syndrome in a Patient with Pancreatic Adenocarcinoma Treated with Low-Dose Gemcitabine. The Ochsner journal 2015 ; 15 : 455-6.

120) Cihan S, Atasoy A, Yildirim Y, et al. Hypersensitivity and tumor lysis syndrome associated with cetuximab treatment : should we be afraid? Tumori 2015 ; 101 : e40-5.

121) Farooqi B, Simmons J, Hao Z. Tumor Lysis Syndrome in Metastatic Colon Cancer Following Treatment with Regorafenib. J Gastrointest Cancer 2015 ; 46 : 314-6.

122) Kim JO, Jun DW, Tae HJ, et al. Low-dose steroid-induced tumor lysis syndrome in a hepatocellular

carcinoma patient. Clin Mol Hepatol 2015 ; 21 : 85–8.

123) Matsuyama S, Kuramoto T, Tanaka R, et al.[Tumor lysis syndrome after FOLFIRI + cetuximab for ascending colon cancer]. Nihon Shokakibyo Gakkai Zasshi 2015 ; 112 : 714–20.

124) Okamoto K, Kinoshita T, Shimizu M, et al. A Case of Spontaneous Tumor Lysis Syndrome in a Patient with Ovarian Cancer. Case reports in obstetrics and gynecology 2015 ; 2015 : 461870.

125) Saleh RR, Rodrigues J, Lee TC. A tumour lysis syndrome in a chemotherapy naive patient with metastatic pancreatic adenocarcinoma. BMJ Case Rep 2015 ; 2015.

126) Vaidya GN, Acevedo R. Tumor lysis syndrome in metastatic breast cancer after a single dose of paclitaxel. Am J Emerg Med 2015 ; 33 : 308.e1–2.

127) Baudon C, Duhoux FP, Sinapi I, et al. Tumor lysis syndrome following trastuzumab and pertu zumab for metastatic breast cancer : a case report. Journal of medical case reports 2016 ; 10 : 178.

128) Gbaguidi X, Goodrich L, Roca F, et al. Bulky Solid Tumors in Elderly Adults : Beware of Spontane-ous Tumor Lysis Syndrome. J Am Geriatr Soc 2016 ; 64 : 235–7.

129) Agarwala R, Batta A, Suryadevera V, et al. Spontaneous tumour lysis syndrome in hepatocellular carcinoma presenting with hypocalcemic tetany : An unusual case and systematic literature review. Clinics and research in hepatology and gastroenterology 2016.

130) Boshuizen RC, Smit AA, Moons-Pasic A, et al.[Tumour lysis syndrome in small-cell lung cancer]. Nederlands tijdschrift voor geneeskunde 2016 ; 160 : A9823.

131) Kolin M, Ben-Shahar M, Lapin O, et al. Severe Tumor Lysis Syndrome in a Patient With Pancreatic Adenocarcinoma. Pancreas 2016 ; 45 : e12–3.

132) Meeks MW, Hammami MB, Robbins KJ, et al. Tumor lysis syndrome and metastatic melanoma. Med Oncol 2016 ; 33 : 134.

133) Brunnhoelzl D, Weed M, Trepet R, et al. Tumor Lysis Syndrome Following a Single Atezolizumab Infusion for Metastatic Urothelial Carcinoma Involving Both Upper and Lower Tract. Archives in Cancer Research 2017 ; 05.

134) Caravaca-Fontan F, Martinez-Saez O, Pampa-Saico S, et al. Tumor lysis syndrome in solid tumors : Clinical characteristics and prognosis. Medicina clinica 2017 ; 148 : 121–4.

135) Catania VE, Vecchio M, Malaguarnera M, et al. Tumor lysis syndrome in an extraskeletal osteosar-coma : a case report and review of the literature. Journal of medical case reports 2017 ; 11 : 79.

136) Kanchustambham V, Saladi S, Patolia S, et al. Spontaneous Tumor Lysis Syndrome in Small Cell Lung Cancer. Cureus 2017 ; 9 : e1017.

137) Serling-Boyd N, Quandt Z, Allaudeen N. Spontaneous tumor lysis syndrome in a patient with metastatic prostate cancer. Mol Clin Oncol 2017 ; 6 : 589–92.

138) Stuart S, Auten J. A rare seizure : Tumor lysis syndrome after radiation therapy of a solid tumor. Am J Emerg Med 2017.

139) Umar J, Kalakonda A, Panebianco L, et al. Severe Case of Tumor Lysis Syndrome Presenting Spon-taneously in a Metastatic Pancreatic Adenocarcinoma Patient. Pancreas 2017 ; 46 : e31–e2.

140) Boonpheng B, Murtaza G, Ginn D. Spontaneous Tumor Lysis Syndrome in a Patient with Metastatic Small Cell Lung Cancer : A Case Report. Case Rep Oncol 2017 ; 10 : 392–5.

141) Harada S, Nagaharu K, Baba Y, et al. Spontaneous Tumor Lysis Syndrome in a Patient with a Dedifferentiated Endometrial Adenocarcinoma. Case Rep Oncol Med 2017 ; 2017 : 5103145.

142) Ignaszewski M, Kohlitz P. Treatment-naive spontaneous tumor lysis syndrome in metastatic pros-tate adenocarcinoma : An unusual suspect. Am J Emerg Med 2017 ; 35 : 1384. e1–.e2.

143) Honda K, Saraya T, Tamura M, et al. Tumor lysis syndrome and acquired ichthyosis occurring after chemotherapy for lung adenocarcinoma. J Clin Oncol 2011 ; 29 : e859–60.

144) Weerasinghe C, Zaarour M, Arnaout S, et al. Spontaneous Tumor Lysis Syndrome in Small-Cell Lung Cancer : A Rare Complication. World J Oncol 2015 ; 6 : 464–71.

145) Padhi P, Singh S. Spontaneous Tumor Lysis Syndrome in a Patient with Metastatic Small Cell Car-cinoma of the Lung. Journal of Cancer Science & Therapy 2012 ; 04.

146) Alaigh V, Datta D. Spontaneous Tumor Lysis Syndrome due to Uterine Leiomyosarcoma with Lung Metastases. Case Rep Crit Care 2017；2017：4141287.

147) Berger R, Waler N, Schlumbrecht M, et al. Spontaneous tumor lysis syndrome occurring in untreated uterine cancer. Gynecologic oncology reports 2017；22：40-2.

148) Khan F, Ayub S, Mehmood Q, et al. Steroid-induced tumour lysis syndrome in small-cell lung cancer. Oxf Med Case Reports 2017；2017：omx018.

149) VanHise K, Swailes A, Roche M, et al. Tumor lysis syndrome in a patient with ovarian yolk sac tumor. Gynecologic oncology reports 2017；22：92-3.

150) Kim YK, Ham JY, Lee WK, et al. Spontaneous tumour lysis syndrome in cervical cancer. J Obstet Gynaecol 2017；37：679-80.

151) Shukla DK, Gupta D, Aggarwal A, et al. A Case Report of Newly Diagnosed Epithelial Ovarian Carcinoma Presenting with Spontaneous Tumor Lysis Syndrome and Its Successful Management with Rasburicase. Indian J Med Paediatr Oncol 2017；38：360-2.

152) Sommerhalder D, Takalkar AM, Shackelford R, et al. Spontaneous tumor lysis syndrome in colon cancer：a case report and literature review. Clin Case Rep 2017；5：2121-6.

153) Imam SZ, Zahid MF, Maqbool MA. Sorafenib-induced tumor lysis syndrome in a patient with metastatic hepatocellular carcinoma. Hematol Oncol Stem Cell Ther 2018.

154) Salmon-Gonzalez Z, Vieitez-Santiago M, Martino-Gonzalez M, et al. Spontaneous tumor lysis syndrome occurring in untreated gastric adenocarcinoma. Qjm 2019；112：39-40.

155) Pindak D, Rejlekova K, Tomas M, et al. Intraoperative tumor lysis syndrome in a giant teratoma：a case report. BMC Surg 2019；19：62.

156) Myint PT, Butt HW, Alrifai T, et al. Spontaneous Tumor Lysis Syndrome Secondary to Small-Cell Neuroendocrine Carcinoma of Unknown Origin：A Rare Case Report and Literature Review. Case Rep Oncol Med 2019；2019：6375693.

157) Berringer R. Spontaneous tumor lysis syndrome in a patient with newly diagnosed metastatic colonic adenocarcinoma. Cjem 2018；20：S41-s3.

158) Bhardwaj S, Varma S. Rare incidence of tumor lysis syndrome in metastatic prostate cancer following treatment with docetaxel. J Oncol Pharm Pract 2018；24：153-5.

159) Dean RK, Subedi R, Lee M. Spontaneous tumor lysis syndrome in small cell lung cancer. Proc（Bayl Univ Med Cent）2018；31：79-80.

160) Dhakal P, Rai MP, Thrasher M, et al. Spontaneous tumour lysis syndrome in small cell lung cancer：a rare phenomenon. BMJ Case Rep 2018；2018.

161) Durham CG, Herrington J, Seago S, et al. From skin to spontaneous lysis：A case of spontaneous tumor lysis syndrome in metastatic melanoma. J Oncol Pharm Pract 2018；24：221-5.

162) Gouveia HS, Lopes SO, Faria AL. Management of tumour lysis syndrome during first-line palliative chemotherapy for high-volume colorectal cancer. BMJ Case Rep 2018；2018.

163) Ito T, Ohta T, Narumi M, et al. Tumor lysis syndrome associated with docetaxel and carboplatin in a case with recurrent endometrial cancer. Gynecologic oncology reports 2018；24：21-3.

164) McGhee-Jez A, Batra V, Sunder T, et al. Spontaneous Tumor Lysis Syndrome as Presenting Sign of Metastatic Prostate Cancer. Cureus 2018；10：e3706.

165) Ondecker J, Kordic G, Jordan K. Tumour lysis syndrome：a rare side effect of imatinib therapy for GIST. BMJ Case Rep 2018；11.

166) Pabon C, Esnakula AK, Daily K. Tumour lysis syndrome following eribulin for metastatic uterine leiomyosarcoma. BMJ Case Rep 2018；11.

167) van Kalleveen MW, Walraven M, Hendriks MP. Pazopanib-related tumor lysis syndrome in metastatic clear cell renal cell carcinoma：a case report. Invest New Drugs 2018；36：513-6.

168) Ahmed Z, Barefah A, Wasi P, et al. Tumour lysis syndrome in a patient with undifferentiated endometrial stromal sarcoma. Gynecologic oncology reports 2019；28：41-3.

169) Aslam HM, Zhi C, Wallach SL. Tumor Lysis Syndrome：A Rare Complication of Chemotherapy for

Metastatic Breast Cancer. Cureus 2019 ; 11 : e4024.

170) Barrett-Campbell O, Cook J, Brown J, et al. Tumor Lysis Syndrome after Hepatic Artery Embolization in a Patient with Neuroendocrine Tumor of Unknown Primary. Am J Med Case Rep 2019 ; 7 : 135-7.

171) Fa'ak F, Vanegas D, Osei KM. A Case Report of Atezolizumab Induced Tumor Lysis Syndrome. Am J Case Rep 2019 ; 20 : 785-9.

172) Gongora ABL, Canedo F, de Melo ALA, et al. Tumor Lysis Syndrome After Platinum-based Chemotherapy in Castration-resistant Prostate Cancer With a BRCA2 Mutation : A Case Report. Clin Genitourin Cancer 2019 ; 17 : e61-e4.

173) Kearney MR, Chen EY, Stenzel P, et al. Colorectal Cancer Associated Spontaneous Tumor Lysis Syndrome : a Case Report and Review of the Current Literature. J Gastrointest Cancer 2019 ; 50 : 668-73.

174) Shin TH, Inagaki E, Ganta T, et al. Tumor Lysis Syndrome After Bilobectomy for Typical Carcinoid Tumor of the Lung. Ann Thorac Surg 2019 ; 107 : e199-e201.

175) Abdul Sater H. A Case Report of Inflammatory Syndrome Presenting as Tumor Lysis Syndrome after Single Dose of Nivolumab. Journal of Cancer Prevention & Current Research 2017 ; 8.

176) Masson Regnault M, Ofaiche J, Boulinguez S, et al. Tumour lysis syndrome : an unexpected adverse event associated with ipilimumab. J Eur Acad Dermatol Venereol 2017 ; 31 : e73-e4.

177) Herbst RS, Soria JC, Kowanetz M, et al. Predictive correlates of response to the anti-PD-L1 antibody MPDL3280A in cancer patients. Nature 2014 ; 515 : 563-7.

178) Parsi M, Rai M, Clay C. You Can't Always Blame the Chemo : A Rare Case of Spontaneous Tumor Lysis Syndrome in a Patient with Invasive Ductal Cell Carcinoma of the Breast. Cureus 2019 ; 11 : e6186.

付録 2　15 歳未満の固形腫瘍（良性腫瘍も含む）における TLS の報告

文献	年齢性別	がん腫	治療レジメン	発症時期	転帰
McNutt DM, 2006[1]	21 日女児	NB（Stage 4S）	CBDCA + VP-16	3 日目	回復
Kushner BH, 2003[2]	22 カ月女児	NB（Stage 4S）	VCR + DXR + CPM	44 時間後	回復
Hain RD, 1994[3]	2 週女児	NB（Stage 4S）	VCR + Tenoposide + Rx	不明	回復
	3.5 カ月女児	NB（Stage 4S）	Rx	不明	回復
	2 日女児	NB（Stage 4S）	Spontaneous VCR + Tenoposide + Rx	入院時 加療で増悪	回復
	4 カ月男児	NB（Stage 4S）	CPM + Tenoposide	1 週間目	回復
Kounami S, 2012[4]	3 歳男児	NB（Stage 4）	VCR + CPM + CDDP	2 日目	回復
Kounami S, 2012[4]	3 歳男児	NB（Stage 4）	VCR + CPM + CDDP	2 日目	回復
Yanagisawa A, 2014[5]	2.5 カ月男児	NB（Stage 4S）	CTx + Rx	不明	回復
Lode HN, 2019[6]	11 カ月女児	NB（Stage 4）	Spontaneous	入院後	回復
Bien E, 2010[7]	14 歳男性	RMS（胎児型, Stage Ⅳ）	Spontaneous	入院 1 日目	回復
	14.5 歳女性	RMS（分類不能, Stage Ⅳ）	Spontaneous	入院時	回復
Khan J, 1993[8]	9 歳女児	RMS（胎児型, Stage Ⅳ）	CBDCA + Epi-ADM + VCR	2 日目	回復
Patiroglu T, 2014[9]	14 歳男性	RMS（蜂巣型, Stage Ⅳ）	Spontaneous	初発時	回復
Sanford E, 2016[10]	8 歳男児	RMS（蜂巣型, Stage Ⅳ）	VCR + CPT-11	3 日目	回復
Bercovitz RS, 2010[11]	7 カ月男児	HB（PRETEXT 不　明, Stage ⅢA）	CDDP + VCR + 5FU	4 日目	回復
Lobe TE, 1990[12]	7 カ月女児	HB（PRETEXT3, Stage Ⅰ）	摘出手術（3 区域切除）	術中	死亡
Murray MJ, 2011[13]	13 歳女性	松果体部胚腫	Spontaneous	腹腔内転移時	回復
Jona JZ, 1999[14]	0 日女児	仙尾部奇形腫	Spontaneous	生後 16 時間	死亡
Cavalli R, 2012[15]	33 日女児	乳児血管腫	Propranolol	24 時間後	回復
Ponmudi NJ, 2018[16]	新生児女児	Malignant rhabdoid tumor of the neck	Spontaneous or Antenatal Steroid	出生時	死亡

NB；neuroblastoma, RMS；rhabdomyosarcoma, HB；hepatoblastoma, CBDCA；carboplatin, VP-16；etoposide, VCR；vincristine, DXR；doxorubicin, CPM；cyclophosphamide, Rx；Radiotherapy, Epi-ADM；epirubicin, 5FU；5-fluorouracil, PSL；prednisolone

付録 3　15 歳未満の稀な造血器腫瘍における TLS の報告

文献	年齢性別	がん腫	治療レジメン	発症時期	転帰
Jaing TH, 2001[17]	8 カ月女児	LCH（Multisystem）	PSL + VCR	2 週間後	回復
Takahashi H, 2012[18]	14 歳女性	Myeloid Sarcomas with AML	L-Asp + Ara C	7 日目	死亡
Kutsch E, 2013[19]	3 歳女児	PTLD	Rituximab	4 週間後	回復

LCH；Langerhans cell histiocytosis, AML；acute myeloid leukemia, PTLD；post-transplant lymphoproliferative disorder, VCR；vincristine, PSL；prednisolone, L-Asp；l-asparaginase, Ara C；cytarabine

［文献］

1）McNutt DM, Holdsworth MT, Wong C, et al. Rasburicase for the management of tumor lysis syndrome in neonates. Ann Pharmacother. 2006；40：1445-50.

2）Kushner BH, LaQuaglia MP, Modak S, et al. Tumor lysis syndrome, neuroblastoma, and correlation between serum lactate dehydrogenase levels and MYCN-amplification. Med Pediatr Oncol. 2003；41：80-2.

3）Hain RD, Rayner L, Weitzman S, et al. Acute tumour lysis syndrome complicating treatment of stage IVS neuroblastoma in infants under six months old. Med Pediatr Oncol. 1994；23：136-9.

4）Kounami S, Nakayama K, Yoshiyama M, et al. Early-onset hemophagocytic lymphohistiocytosis after the start of chemotherapy for advanced neuroblastoma. Pediatr Hematol Oncol. 2012；29（1）：99-103.

5）柳澤晃広，戸部　賢，日野原宏，他．神経芽腫，肝腫瘍による腹部コンパートメント症候群に対する周術期管理の1症例．麻酔．2014；63：184-7.

6）Lode HN, Henze G, Siebert N, et al. Management of tumor rupture and abdominal compartment syndrome in an infant with bilateral high risk stage 4 neuroblastoma：A case report. Medicine. 2019；98：e16752.

7）Bien E, Maciejka-Kapuscinska L, Niedzwiecki M, et al. Childhood rhabdomyosarcoma metastatic to bone marrow presenting with disseminated intravascular coagulation and acute tumour lysis syndrome：review of the literature apropos of two cases. Clin Exp Metastasis. 2010；27：399-407.

8）Khan J, Broadbent VA. Tumor lysis syndrome complicating treatment of widespread metastatic abdominal rhabdomyosarcoma. Pediatr Hematol Oncol. 1993；10：151-5.

9）Patiroglu T, Isik B, Unal E, et al. Cranial metastatic alveolar rhabdomyosarcoma mimicking hematological malignancy in an adolescent boy. Childs Nerv Syst. 2014；30：1737-41.

10）Sanford E, Wolbrink T, Mack J, et al. Severe tumor lysis syndrome and acute pulmonary edema requiring extracorporeal membrane oxygenataion following initiation of chemotherapy for metastatic alveolar rhabdomyosarcoma. Pediatr Blood Cancer. 2016；63：928-30.

11）Bercovitz RS, Greffe BS, Hunger SP. Acute tumor lysis syndrome in a 7-month-old with hepatoblastoma. Curr Opin Pediatr. 2010；22：113-6.

12）Lobe TE, Karkera MS, Custer MD, et al. Fatal refractory hyperkalemia due to tumor lysis during primary resection for hepatoblastoma. J Pediatr Surg. 1990；25：249-50.

13）Murray MJ, Metayer LE, Mallucci CL, et al. Intra-abdominal metastasis of an intracranial germinoma via ventriculo-peritoneal shunt in a 13-year-old female. Br J Neurosurg. 2011；25：747-9.

14）Jona JZ. Progressive tumor necrosis and lethal hyperkalemia in a neonate with sacrococcygeal teratoma（SCT）. J Perinatol. 1999；19：538-40.

15）Cavalli R, Buffon RB, de Souza M, et al. Tumor lysis syndrome after propranolol therapy in ulcerative infantile hemangioma：rare complication or incidental finding? Dermatology. 2012；224：106-9.

16）Ponmudi NJ, Beryl S, Santhanam S, et al. Tumour lysis in newborn：spontaneous or secondary to antenatal steroids? BMJ Case Rep. 2018 Apr 4；2018：bcr2017223107.

17）Jaing TH, Hsueh C, Tain YL, et al. Tumor lysis syndrome in an infant with Langerhans cell histiocytosis successfully treated using continuous arteriovenous hemofiltration. J Pediatr Hematol Oncol. 2001；23：142-4.

18）Takahashi H, Koh K, Kato M, et al. Acute myeloid leukemia with mediastinal myeloid sarcoma refractory to acute myeloid leukemia therapy but responsive to L-asparaginase. Int J Hematol. 2012；96：136-40.

19）Kutsch E, Kreiger P, Consolini D, et al. Colonic perforation after rituximab treatment for posttransplant lymphoproliferative disorder. JPGN. 2013；56：e41.

付録 4　分子標的治療薬等の新規治療薬に伴う TLS の報告

薬剤	TLS 発症率	疾患	発症時期	併用抗がん薬	TLS 対策	薬剤区分
Small molecule inhibitors						
Alvocidib (flavopiridol)	1/24（4.2%）	再発／治療抵抗性急性白血病			最初の1〜2コースはモニタリング，大量補液など予防が必要	broad cyclin-depentent kinase (CDK) inhibitor
	5/38（13.2%）	MCL, indolent B-cell NHL，CLL		+FLU+rituximab		
	19/45（42.2%）	高リスク AML		+AraC+MIT		
Carfilzomib*	0.4〜4.3%	再発／治療抵抗性 MM			高リスクにアロプリノール	Proteasome inhibitor
Dasatinib*	3/71（4.2%）	高齢 Ph 陽性 ALL	寛解導入療法中	+VCR+DEX	記載なし	Bcr-Abl inhibitor
Dinaciclib	3/20（15%）	進行急性白血病（ALL，AML）			段階的な薬剤増量が必要	CDK1, 2, 5, and 9 inhibitor
	5/33（15%）	再発／治療抵抗性 CLL				
Ibrutinib*	0/26	高齢 CLL／small lymphocytic lymphoma			記載なし	Bruton tyrosine kinase (BTK) inhibitor
	2/30（6.7%）	再発／治療抵抗性 CLL		+bendamustine+ rituximab		
Idelalisib	0%	再発／治療抵抗性 MCL, 再発／治療抵抗性 CLL, 治療開始済み indolent NHL			記載なし	PI3-kinase inhibitor
Nilotinib*	記載なし					breakpoint cluster region-Abelson (BCR-ABL) inhibitor
Oprozomib	1/42（2.4%）	治療抵抗造血器腫瘍			記載なし	structural analog of carfizomib
Venetoclax （ABT-199）	2.7〜8.9%	再発／治療抵抗性 NHL, 再発／治療抵抗性 CLL			2〜3週間の導入期に段階的に目的量まで増量	B-call lymphoma/ leukemia 2 inhibitor (2nd gen)
Antiboodies						
Brentuximab vedotin*	1/57（1.7%）	ALCL	初回投与後		記載なし	anti-CD30 antibody+ monomethyl auristatin E

薬剤	TLS 発症率	疾患	発症時期	併用抗がん薬	TLS 対策	薬剤区分
Ibritumomab*	記載なし					radioimmunother-apeutic monoclo-nal antibody
Obinutuzumab*	3.0〜4.8%	NHL，CLL			アセトアミノフェンと抗ヒスタミン薬	anti-CD20 mono-clonal antibody
	2/40（5%）	再発／治療抵抗性 DLBCL				
Ofatumumab*	0/81	再発／進行 DLBCL			アロプリノール	anti-CD20 mono-clonal antibody
	0/34	再発 CLL（先行治療 purine analog）		+lenalidmide		
Otlertuzumab	記載なし					anti-CD37 mono-clonal antibody
etc						
CAR T cells*	1/10（10%）	移植後再発 B-cell Malig-nancy	投与8日後発症		アロプリノール予防無効で，ラスブリカーゼ使用	CD19-targeted CAR T-cell therapy
Lenalidomide*	多発性骨髄腫の項目に					immunomodula-tory analog of thalidmide

＊国内販売あり

（35 頁 文献 21 を改変）

索 引

腫瘍崩壊症候群(TLS)診療ガイダンス

2013 年 8 月30日　第 1 版発行
2021 年 2 月20日　第 2 版第 1 刷発行

| 編　者 | 公益社団法人日本臨床腫瘍学会 |

| 発行者 | 福村　直樹 |

| 発行所 | 金原出版株式会社 |

〒113-0034 東京都文京区湯島 2-31-14
電話　編集　(03)3811-7162
　　　営業　(03)3811-7184
FAX　　　　(03)3813-0288
振替口座　00120-4-151494
http://www.kanehara-shuppan.co.jp/

Ⓒ 日本臨床腫瘍学会, 2013, 2021
検印省略
Printed in Japan

ISBN 978-4-307-20425-5　　　　　印刷・製本／三報社印刷㈱

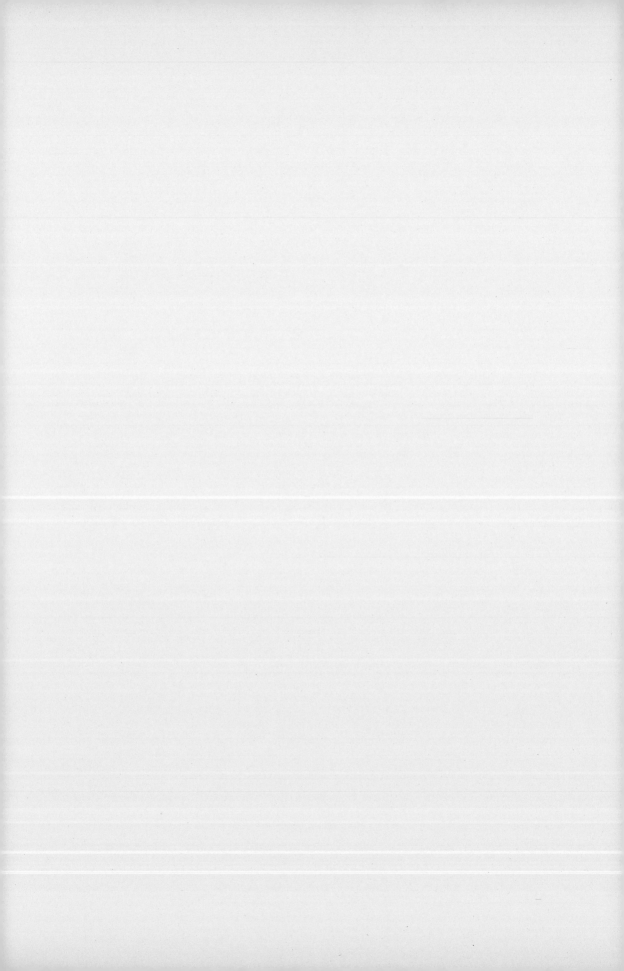